Jusqu'au dernier instant

Dr Marie-Félicie ROUSSEAU

Jusqu'au dernier instant

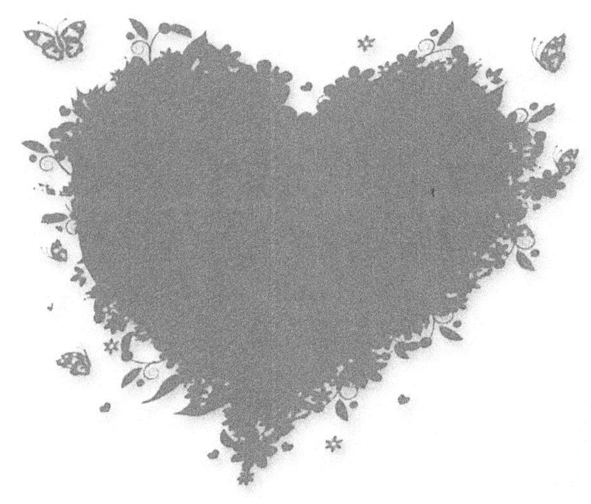

Deuxième édition – Novembre 2013

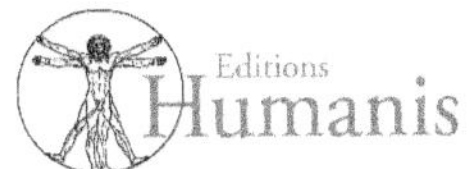

Éditions Humanis

Éditions Humanis

Découvrez les autres ouvrages de notre catalogue !

http://www.editions-humanis.com

Luc Deborde
BP 30513 - 5, rue Rougeyron - Faubourg Blanchot
98 800 – Nouméa - Nouvelle-Calédonie

Mail : luc@editions-humanis.com

À nos parents

À nos enfants

À nos petits-enfants

Deuxième édition - Novembre 2013.

ISBN 979-1021900622.

La croyance à la mort, l'idée que finalement nous nous éteignons comme la flamme d'une bougie, est une très belle chose. Elle nous rend sérieux, un peu tristes, et pour beaucoup d'entre nous, poétiques. Par-dessus tout, elle nous oblige à en prendre notre parti et à nous arranger pour vivre sensément, véritablement et toujours avec le sentiment de nos propres limites. Elle nous donne aussi la paix, parce que la vraie paix de l'esprit vient de l'acceptation du pire. Psychologiquement, je pense qu'elle signifie une libération d'énergie.

LIN Yutang

On est vivant, mais est-ce pour l'éternité ?

Une patiente

Sommaire

Avant-propos

Pendant quatorze ans, je suis intervenue auprès de patients atteints de maladies graves et de leurs familles, en tant que médecin d'une Équipe Mobile de Soins Palliatifs : une activité chargée en émotions de toutes natures, en accueil de la souffrance, de la tristesse, mais pas seulement... Un jour un patient m'a dit à bout de souffle lors de notre dernière rencontre :

« Docteur, vous avez rendu ma vie heureuse. »

Phrase bien étrange : il allait mourir, il le savait. Il est mort quelques heures plus tard.

Quelle est la nature de ce travail en Soins Palliatifs, que s'est-il joué dans cet accompagnement pour que ce patient en arrive à dire cela ?

J'écris des fragments de ces histoires, fragments décomposés, recomposés, entremêlés, reconstitués comme l'écheveau qui court entre les fils de la trame afin de retenir cette vie encore là. J'écris afin d'en dégager la subtilité des sentiments, la conscience de ce qui se joue vraiment, et qui ne se révèle pas complètement dans le feu de l'action.

Tout est vrai, tout est inventé, tout est vrai.

Vrai ? Vécu de mon point de vue de soignante, de médecin, de femme, de mère de famille et d'épouse, de citoyenne, de chercheuse de... sagesse. De cette sagesse qui pose les questions du sens à nos existences et qui nous donne le goût de vivre.

Quelle est la raison mystérieuse qui fait choisir l'exercice des Soins Palliatifs par des soignants qui n'aiment pas plus la mort que les autres ?

Médecin en Soins Palliatifs : pourquoi ai-je fait le choix de ce métier ?

Et l'écriture qui me fait revivre ces moments, chargeant parfois le cœur de lourdeur, du noir des bientôt endeuillés : pourquoi m'y replonger ?

Pour y parvenir, j'ai fait le choix de quitter mon travail, et tout ce qui faisait ma vie quotidienne et d'aller vivre à quelques milliers de kilomètres de là pour plusieurs mois.

Je suis un récepteur à la croisée de mondes sociétaux. Mes réflexions concernent tout un chacun, car il s'agit de vie présente, de qualité de vie, de récolte du sel de l'existence.

Au préalable, il est nécessaire de préciser que les Soins Palliatifs ont considérablement évolué depuis le premier texte officiel en France (Circulaire dite « Laroque ») datant de 1986. Évolution de la pratique, mais aussi de la définition : les Soins Palliatifs ne sont plus synonymes de fin de vie ou d'agonie, ils ont leur place dès le diagnostic de maladie grave, en complémentarité des traitements de la maladie en cause.

En effet, pourquoi attendre « la fin » pour s'occuper de douleur, d'accompagnement psychologique ? L'Équipe Mobile de Soins Palliatifs intervient de plus en plus tôt, parfois dans l'attente de la confirmation du diagnostic de « maladie grave potentielle-ment mortelle. » Et pourtant, ils sont toujours associés à la toute fin de vie dans l'esprit de beaucoup, y compris de certains soignants.

Ne parlons pas de « patients en fin de vie » trop tôt, car quand commence la fin ?

Quand commence la fin d'un livre ? À la dernière page ? Aux trois dernières ? Aux trente dernières ? Au moins à l'épilogue, lorsqu'il y en a un. Et quel serait l'intérêt d'un livre amputé de ses derniers chapitres ?

Quand commence la fin d'une histoire, d'une vie ? Quelque part entre la naissance, avec la première inspiration, et la dernière expiration ou dernier soupir.

Certes, à l'agonie, la fin de vie d'un patient est proche (sans que le jour et l'heure n'en soient déterminés pour autant.)

Mais beaucoup de patients ne passeront pas par une phase agonique et les Soins Palliatifs ont leur place bien avant.

En fait, c'est l'annonce du diagnostic de « maladie grave potentiellement mortelle », qui fait entrer, non pas dans la fin de vie (fort heureusement, certains vont guérir, et beaucoup vivront de nombreuses années), mais dans un autre type d'existence : celle où la prise de conscience de sa propre fragilité, de sa finitude, peut mettre en lumière la richesse de ce qu'il y a encore à vivre, et ce, jusqu'aux derniers instants… si les douleurs, les angoisses, la souffrance psychique de la personne soignée et de ses proches sont entendues et prises en compte.

Soucieuse du secret médical, j'ai longtemps hésité à publier ces écrits. Mais aujourd'hui je suis consciente de l'impérieuse nécessité de témoigner de ce que vivent ces femmes et ces hommes. Afin de respecter la confidentialité de chaque histoire, de chaque trajectoire de vie, les noms, prénoms, initiales et autres éléments de reconnaissance ont été modifiés.

1

L'essentiel

Aller à l'essentiel. Pour retourner à l'essence de cette vie. À la source, au cœur de cette vie. Le cœur ?

Je suis médecin. J'entends et je vois, j'agis et j'écoute. Je parle… un peu. Parfois trop. Parler sous forme de questions. Pas des questions type « interrogatoire médical », celles-ci ont leur utilité, mais ce n'est plus le cœur de mon métier. Rejoindre le cœur de l'humanité, car c'est celui-ci qui m'intéresse, qui me passionne : j'écoute et pose des questions pour inciter celui qui s'exprime à aller plus loin. Plus loin dans l'élaboration de sa pensée, dans l'analyse de ses sentiments, dans l'exploration de ses émotions.

Une pluie torrentielle s'abat sur mes fenêtres. Les arbres dansent, le Ginkgo Biloba valse. La couleur blanche de la pluie éclaircit le ciel. Ce sont des grêlons maintenant qui tombent tout droit sur l'oranger et ses fleurs nouvelles. Pluie d'orage. Pluie et lumière.

Drôle de métier que celui d'aller uniquement auprès de personnes atteintes de maladies graves évolutives. Pourquoi ? Et pour y faire quoi ? Écrire permettra peut-être de répondre à cette question, au-delà des soins techniques prodigués.

Semaine dernière.

Je vais voir un nouveau patient. Je le rencontre pour la première fois. Il dort dans sa chambre à deux lits. Je l'interpelle :

— Bonjour monsieur Laurier,

Il entrouvre un œil qu'il referme aussitôt. Je me présente :

— Je suis le Dr Rousseau, je viens voir comment vous vous
     sentez… où en sont vos douleurs…

Le même œil essaye d'entraîner l'autre pour me dévisager, mais
monsieur Laurier est manifestement trop loin dans le sommeil
pour émerger maintenant. Son voisin m'explique qu'il n'a pas
beaucoup dormi la nuit précédente et que nous n'arrêtons pas de
le déranger, nous soignants, venant qui pour la température, qui
pour le café de l'après-midi… Je m'apprête à prendre congé :

— Je vois que c'est difficile pour vous de sortir du sommeil… Je
     reviendrai demain.

Avant de sortir, je compte sa fréquence respiratoire en observant sa poitrine se soulever au rythme de sa respiration, pour
vérifier que son sommeil n'est pas dû à un surdosage morphi-
nique. Les doses de morphine sont là pour calmer ses douleurs et
non pas pour le faire dormir. Sa fréquence respiratoire est
normale. Il a probablement besoin de récupérer de son manque
de sommeil de la nuit précédente.

Tandis que j'ouvre la porte pour sortir, contre toute attente, il
s'assied dans son lit, me regarde et me dit qu'il veut se lever et
s'habiller. Je baisse la barrière du lit qui lui évite de tomber dans
son sommeil, mais qui l'empêche de se lever seul. Il met ses
jambes pendantes, veut prendre appui sur ses pieds, mais je lui
rappelle qu'il est perfusé, qu'il a l'oxygène : il ne peut pas se lever
comme cela.

Il est manifestement perdu, il ne sait plus où il est. L'infirmière
m'avait prévenu : « Il est souvent confus. »

Je le resitue :

— Vous êtes à l'hôpital, vous avez des perfusions pour vous
     soigner.

Comme le voilà réveillé, je le questionne : il dit avoir mal
partout et tout le temps. Je lui fais préciser l'intensité de ses
douleurs et lui demande de les décrire. Je l'examine et l'informe
que je vais aller voir l'infirmière pour qu'elle lui apporte maintenant une dose supplémentaire d'antalgique. Il acquiesce. J'ai de

nouveau la main sur la poignée de la porte lorsqu'il m'apostrophe :

— Et la famille ?

— Oui. La famille… Que voulez-vous dire ?

Je me suis rapprochée du lit. Des éléments lus dans son dossier infirmier m'avaient indiqué la nécessité d'approfondir le versant familial. Quelques instants plus tôt, je m'étais retenue d'aborder le sujet, trop délicat pour cette première rencontre. J'avais l'intention d'attendre le lendemain, que la confiance ait le temps de s'installer.

— Ben… la famille…

— Oui, il y a votre mère ?

— …

— Qui est venue habiter avec vous, je crois ?

— Oui… (j'entends qu'il attend autre chose, ce n'est pas d'elle dont il veut parler.)

— Il y a aussi votre femme… votre ex-femme plutôt… (je guette ses réactions : son regard vacille)… et votre fils… (son regard s'éclaircit)… que vous n'avez pas vu depuis longtemps… (là, son regard s'allume vraiment.)

— OUI ! J'ai rêvé d'une apparition où il descendait (il joint le geste à la parole et il le fait descendre du ciel) et il venait me sauver !

Je contemple avec lui cette apparition miraculeuse avant de demander doucement :

— Cela fait plusieurs années que vous ne l'avez pas vu ?

— Oh oui !

— Huit ans c'est cela ?

— Moi, je ne voulais pas divorcer, c'est ma femme qui voulait et depuis je n'ai pas revu mon fils.

— Est-ce que vous savez s'il est au courant de votre maladie, s'il est informé que vous êtes à l'hôpital ?

— Je ne pense pas.

— Est-ce que vous savez si votre mère ou quelqu'un d'autre lui en a parlé ?

— Je ne sais pas.

— Est-ce que vous souhaitez le voir et que l'on prenne contact avec lui ?

— Oh oui ! Surtout qu'il n'habite pas loin, et ma femme non plus.

— Est-ce que vous souhaitez que je lui téléphone ?… Que je lui explique que vous êtes malade ?… Que vous êtes à l'hôpital ? … Et que vous aimeriez le voir…

Il hoche la tête à chacune de mes propositions, les yeux brillants et sans l'ombre d'une somnolence.

— Mais s'il ne veut pas ? (soudain triste)

— Je vais d'abord lui expliquer, et après… cela lui appartient, s'il veut venir ou pas…

— C'est vrai, mais vous lui direz en douceur ! (Il insiste tout en délicatesse sur ces deux derniers mots. Et je m'étonne qu'un homme que l'on disait confus, ait autant d'à propos et de finesse.)

— Oui, bien sûr, je commencerai par lui demander ce qu'il sait sur votre état de santé, et puis je lui dirai que vous êtes dans ce service depuis le début du mois… Je reviens vous voir demain pour vous dire si j'ai pu le joindre et ce qu'il en a dit.

— Merci Docteur !

Pendant ce temps, mes yeux fixés sur le patient pour y déceler la moindre réaction, essayent de ne pas être distraits par le voisin de chambre qui est dans mon champ de vision. Celui-ci veut capter mon attention avec des grands gestes, mimiques et paroles articulées, à l'insu de l'intéressé, manifestement pour donner son avis sur la situation familiale. Bien qu'agacée, je m'approche de lui. Comme il ne veut s'exprimer qu'à voix basse, je peine à comprendre que, probablement, le fils du patient serait venu avec sa grand-mère. Pourtant, ce dernier avait dit qu'il ne l'avait pas vu depuis des années ? Étaient-ils venus pendant son sommeil ? Ou lorsqu'il était dans un état comateux et qu'il ne s'en soit pas aperçu ? Ou qu'il ne s'en souvienne pas ? Je ne sais pas et je n'ai pas envie d'y porter crédit, car j'ai l'impression qu'il fabule sur la situation familiale de son voisin.

Cette fois je quitte vraiment la chambre et vais faire le compte-rendu de cette entrevue, par écrit pour le médecin du service et oralement à l'infirmière. Celle-ci se réjouit de la possibilité d'une reprise de contact entre le père et le fils. Je la tiendrai au courant des résultats de ma démarche.

Je suis juste de passage dans ce service, en tant que médecin de l'Équipe Mobile de Soins Palliatifs, appelée par le médecin s'occupant de monsieur Laurier. En partant, je le croise dans le couloir . Il me confie d'un ton fort ennuyé :

— Ah oui, ce matin à la visite, il a refusé de nous parler, il n'a même pas voulu répondre à nos questions. Il est très déprimé ce patient.

Je suis surprise par cette description qui ne correspond pas à ce que je viens de voir à l'instant. Il ne paraissait pas déprimé, à ce moment-là, mais il évoquait ce qui lui tenait vraiment à cœur.

Je lui résume sobrement les faits et nous adaptons ensemble le traitement des douleurs.

Je repars d'un pas léger, car s'il y a bien une fonction dans ce métier qui me réjouit, c'est celle de médiateur, pour ne pas dire d'entremetteur, pour renouer les liens distendus, tordus, voire coupés. Le mot « liens » serait presque péjoratif : il ne s'agit pas de liens qui emprisonnent, mais bien du sel de la vie, de ces relations affectives malmenées et qui redeviennent primordiales, priori-taires, lorsque la vie menace de tourner court.

Des ruptures peuvent paraître nécessaires, voire indispensables pour certains. Et puis, un matin, la perspective de la mort possible se rapproche d'un seul coup, avec l'annonce d'une maladie grave. Alors, l'évidence est là : les liens de sang, la chair de ma chair, c'est mon cœur, c'est ma vie. « Qu'ai-je fait de ma vie pour que mon propre fils se détourne de moi ? J'ai raté ma vie, ma femme m'a quitté et mon fils avec elle à cause de l'alcool » : c'est ce qu'il a pu dire, une nuit, à l'infirmière qui veillait.

Comment ne pas voir, ni croiser son père pendant des années, en habitant la même petite ville ? S'ils se sont croisés, pouvaient-ils se reconnaître, les années passant ?

Tout cela se bouscule dans ma tête en redescendant les escaliers pour rejoindre mon bureau, afin d'y téléphoner au calme. Pouvoir me concentrer sur la moindre intonation de voix, pour décrypter, comprendre, entendre la personne au bout du fil. Je sais que cet échange est important pour le patient, mais il l'est probablement encore plus, ou tout autant, pour ce jeune homme.

2

S'asseoir

M'asseoir. Me concentrer. Pour cela, faire place nette sur le bureau. Pousser les documents et dossiers laissés par mon collègue sur ce bureau que nous devons partager à quatre médecins. Ne pas pester contre cela, ce n'est pas le moment. Garder mon énergie, me centrer : bien calée sur le siège, les pieds sur les roulettes pour être droite et me laisser glisser vers le bout du placard, j'attrape une feuille d'entretien. Noter qui j'appelle, pour quel patient, à quelle date, pour lui dire quoi... Prendre le temps de la remplir avant d'appeler et non pas comme d'habitude, tout en téléphonant. J'éprouve le besoin d'écrire ces éléments avant l'action, afin d'être tout ouïe pendant l'appel téléphonique de cette personne que je n'ai jamais rencontrée.

Je compose le numéro de téléphone fixe qui correspond à un domicile proche : personne ne décroche.

Je compose le numéro de téléphone portable : première sonnerie – je m'interroge : qui a donné ces numéros, qui les connaissait, alors que le patient n'a pas eu de contact avec son fils depuis plus de huit ans ? – deuxième sonnerie – et s'il ne décroche pas, j'échapperais, au moins ce soir, à cet entretien qui s'annonce bien délicat et me fait battre le cœur... – troisième sonnerie – je vais tomber sur le répondeur : que vais-je laisser comme message ? Surtout ne pas donner d'information – quatrième sonnerie...

— Allo...

— Oui, bonjour, êtes vous bien monsieur Laurier., le fils de monsieur Laurier ?

— Heu... oui.

— Bonjour, je suis le docteur Rousseau, du centre hospitalier de Y.

— ...

— Je vous appelle à la demande de votre père...

— ...

— Avec qui, je crois, vous n'avez pas eu de contact depuis plusieurs années ?

— Oui, c'est exact. (Je perçois réserve et réticence dans cette voix de jeune adulte.)

— Êtes-vous au courant qu'il a des problèmes de santé ?... par votre mère ou votre grand-mère ?

— Je n'ai plus de contact avec ma grand-mère. (silence)

— Avez-vous su qu'il avait été hospitalisé à plusieurs reprises depuis le début de l'année ?

— Non, pas du tout... (La voix perd de sa réserve et manifeste de l'intérêt. Je suis à l'affût des intonations, du souffle.)

— Oui, il a été hospitalisé deux semaines au mois de janvier, une en février... et là, cela fait maintenant plusieurs semaines qu'il est à l'hôpital... Il aimerait vous voir.

— Cela ne va pas être possible.

— Je crois que vous n'habitez pas loin ?

— Non, justement mon père n'est pas au courant... j'ai quitté la région. J'habite à six cents kilomètres de là... Et puis, je vais être père, ma femme est enceinte... (Non seulement faire des annonces par téléphone est à éviter, mais là... !) La voiture lui est interdite... (J'avale ma salive, dilemme ! Dire ou ne pas dire ? Comment faire pour qu'il prenne conscience que l'état du patient se dégrade rapidement de jour en jour ? Jusqu'où aller dans l'information ? Pour lui, pour eux ? Y compris ce petit à naître, déjà concerné par ses ascendants, son grand-père ?)

— Ah oui, je comprends, mais si vous ne pouvez pas venir le voir, il y a d'autres possibilités pour se mettre en contact avec lui... par téléphone par exemple.

— C'est que, vous voyez, j'ai coupé toute relation avec mon père après le divorce de mes parents, à cause de son problème d'alcool. J'ai longtemps cru que je pouvais l'aider, l'aider à s'en sortir. Mais je me suis aperçu que j'étais en train de détruire ma vie, que je devais m'éloigner pour me construire, construire ma propre vie.

— Oui, à cause du problème d'alcool…

— Il avait déjà ce problème et c'est pourquoi ma mère a demandé le divorce, mais il a encore plus plongé dedans après leur séparation.

— Vous aviez quel âge, à ce moment-là ?

— Dix-sept ans. (Je calcule mentalement qu'il a donc actuellement vingt-cinq ans, ce n'est plus un enfant, ni un adolescent. Je dois aller plus loin dans l'information pour qu'il prenne conscience qu'il est urgent de se manifester.)

— Est-ce que vous savez pourquoi il a été hospitalisé ?

— Non.

— Voilà… il avait beaucoup maigri et était très fatigué. On lui a donc fait des examens…

— … (J'entends son silence attentif.)

— Et on lui a trouvé un… problème au poumon. (J'attends qu'il me pose la question : « quel problème ? », mais il ne prend pas les perches que je lui tends. Il me faudra bien prononcer le mot fatidique !) Il est traité régulièrement, mais son état ne s'améliore pas. Et comme ce matin il parlait de vous, comme il l'avait déjà fait à plusieurs reprises auprès des soignants du service, je lui ai demandé s'il souhaitait que je vous appelle. Il était tout à fait d'accord.

— C'est grave ?

— Oui…

— …

— Il a un cancer… Il a été diagnostiqué en janvier. Il a donc reçu de la chimiothérapie régulièrement… mais là, on voit que ça le fatigue et que son cancer ne répond pas vraiment au traitement.

— Il va mourir bientôt, Docteur ?

— Il n'en est pas encore là, mais c'est dans les choses possibles. Actuellement, on s'interroge sur l'intérêt de poursuivre la chimiothérapie, car elle n'empêche pas la maladie de progresser.

(Je m'abstiens de lui parler des différentes localisations de métastases qui sont déjà connues depuis plusieurs semaines, j'en ai assez dit pour une première annonce. À moins qu'il ne me le demande…)

— … (Pas de question)

— Ce sont des choses difficiles que je vous dis là…

— Oui.

— Je ne sais plus s'il a le téléphone dans sa chambre…

(En fait, de mémoire, je suis quasiment sûre de voir le téléphone sur sa table de nuit, mais le patient est parfois perdu, désorienté. Il est préférable que les infirmières le resituent avant de lui passer le combiné.)

— Attendez, il faut que je réfléchisse ! (Brusquement, je sens de la raideur dans sa voix, il a repris une part de la méfiance initiale. Je l'ai trop bousculé en entrevoyant une communication téléphonique !)

— Bien entendu… (Il ne faudrait pas trop attendre !)

— Je vous retéléphonerai demain matin. Est-ce que cela ne sera pas trop tard ?

— Non, cela ira très bien. Vous pouvez me rappeler entre 11h et midi.

— D'accord. Mais vous êtes qui, vous, exactement ?

Vous êtes qui ? Bonne question ! Délicate question…

— Je suis le Dr Rousseau, médecin de l'Équipe de Soins Pallia-tifs…

— … (pas de réaction)

— Vous avez déjà entendu parler de Soins Palliatifs ?

— Non, pas vraiment.

— Voilà, c'est pour les patients atteints de maladies graves, comme le cancer, où en complément des traitements spécifiques de la maladie – comme la chimiothérapie pour votre papa – nous nous occupons des traitements pour qu'il soit le plus confortable possible. Pour que malgré sa maladie, il ait la meilleure qualité de vie possible.

(Ces mots de « confort », de « qualité de vie », me font, à chaque fois, mal presque physiquement, me crispent intérieurement, tant je les trouve inadaptés à ces circonstances. Pourtant, ce sont les mots, non seulement d'usage, mais également des définitions officielles. Je n'ai toujours pas pris le temps d'y réfléchir vraiment pour en trouver d'autres !

Des termes plus respectueux de ce que vivent les patients ? Il ne s'agit pas du confort d'un canapé !... « Mieux-être » ?... À défaut de « bien-être », terme de la définition de la santé pour l'Organisation mondiale de la santé ?)

— …

— Pour votre papa, nous avons été appelés pour ses douleurs physiques par les soignants du service. Nous avons évalué et pris en compte ce que nous appelons sa « souffrance globale ». C'est-à-dire non seulement ses douleurs physiques, mais aussi sa souffrance morale.

(Je lui fais grâce de la définition complète des « douleurs physiques, psychologiques, sociales et spirituelles », et de l'explication que ces Soins Palliatifs concernent non seulement le patient, mais aussi l'accompagnement des proches et le soutien des soignants qui s'en occupent au quotidien.)

— Et là, c'était clair que le plus important pour lui était de reprendre contact avec vous. C'est pourquoi je vous ai téléphoné aujourd'hui.

— Bon, je vous téléphone demain.

— Entendu. Au revoir monsieur Laurier.

3

Angoisse

Madame Mimosa ressentait une angoisse indescriptible. Une angoisse à passer la nuit dans la salle de soin, installée très inconfortablement dans un fauteuil roulant. Elle tenait difficilement assise et encore moins debout. Pour ne pas rester seule, seule dans sa chambre d'hôpital. Voilà deux nuits que cela dure, à ne pas dormir, à ne pas vouloir dormir, à avoir peur de s'endormir.

Un message sur le répondeur m'attendait ce matin pour me demander de venir auprès de cette patiente. J'avais déjà prévu de la revoir, j'avais fait sa connaissance quelques jours avant. C'était pour un problème de douleurs, avant même que le diagnostic de cancer ne soit posé. Celui-ci semblait hautement probable. Le médecin en attendait la confirmation par l'analyse en cours des cellules prélevées. L'intensité de ses douleurs ne diminuait pas malgré les traitements déjà entrepris. C'est pourquoi l'Équipe Mobile de Soins Palliatifs avait été appelée. Une adaptation des traitements avait eu de bons résultats, mais elle éprouvait par moment des épisodes de douleurs intenses et de localisations variées.

La chimiothérapie avait débuté dès la confirmation du diagnostic et la discussion de son dossier par les médecins spécialistes, comme il se doit. Son cancer s'annonçait d'emblée grave. De par sa nature, l'étendue de ses lésions et la rapidité de l'évolution.

Madame Mimosa m'attend. Elle est allongée sur le dos, la tête légèrement surélevée, les bras de chaque côté du corps comme à chaque fois que je viens la voir. Je constate d'emblée qu'elle est moins bien, le visage plus crispé, creusé ; la respiration se cherche.

Je tire une chaise pour m'asseoir près de son lit, ma main droite à proximité de son bras gauche, mon regard plongeant dans le sien.

— Comment vous sentez-vous ce matin ?

— Pas bien. Je ne comprends pas pourquoi je ne vais pas mieux !…

— Comment cela ?

— Eh bien oui, pourquoi depuis que je suis là, à l'hôpital, je vais de moins en moins bien ? J'ai encore mal partout… J'ai le ventre gonflé…

Je suis consternée, je pensais qu'elle savait. Se protège-t-elle de cette situation ? Le psychisme à l'habileté de se défendre des situations insupportables et trop destructrices. Je sens qu'il va y avoir des explications délicates et pénibles à donner. Est-elle prête à les entendre ? Encore une annonce, comme la veille au téléphone avec le fils de monsieur Laurier. Ce n'est pas notre quotidien en Soins Palliatifs. Ce sont, le plus souvent, les cancérologues qui annoncent l'échappement au traitement, la progression de la maladie et nous qui écopons les larmes et la détresse. Quant au cancer lui-même, il est le plus souvent annoncé par le spécialiste ou le médecin traitant. Donc pas si souvent par nous, médecins de Soins Palliatifs. Je pensais pourtant qu'elle avait compris qu'elle avait un cancer à traiter par la chimiothérapie.

— Pourtant, je prends tous les médicaments que l'on me donne et j'ai eu la chimio ! ? ! je devrais aller mieux.

— Qu'est ce que vous en pensez, vous ?

— De quoi ?

— Que vous n'allez pas mieux, malgré les traitements, la chimio ?

— Que c'est le Dr Domino qui ne fait rien, qui ne s'occupe pas de moi !

— Vous croyez ?

— Regardez ! Ce matin – quelle heure est-il ?… Je ne sais même plus quelle heure il est ! – il n'est même pas encore venu me voir !

— Il est onze heures. J'ai vu le Dr Domino, il est en train de faire sa visite. Il est à l'autre bout du couloir.

— …

— Il vous a donné les traitements adaptés et a débuté la chimio-thérapie dès qu'il a reçu les résultats.

— Ben alors, pourquoi je ne vais pas mieux ?

— … C'est que, malheureusement la maladie est là… (Ma voix est descendue de deux crans en tonalité, plus grave, et presque murmurée. Ma main droite qui déjà faisait des aller-retour entre son avant-bras et le drap, se fait légère et présente pour atténuer la violence de mes propos.)

— Vous voulez dire que je vais mourir ? (Son regard droit dans le mien.)

— … C'est-à-dire… (Je suis surprise et déstabilisée par ce raccourci radical et trop extrême par rapport à la situation.)

— Je vous en prie, ne me mentez pas, je veux savoir ! (Elle m'a agrippé le bras avec une force que je ne lui soupçonnais pas, et son regard est encore plus profond et direct.)

— … (Ma tête oscille, mes lèvres se tordent sur le côté, mes sourcils se relèvent pour exprimer mon désarroi et ma voix reprend, venant du fond des tripes.) Nous sommes très, très ennuyés… Car votre maladie progresse plus vite que l'action des traitements. Votre chimiothérapie est tout juste commencée et n'a pas encore eu le temps de faire de l'ef…

— Mon Dieu, je vais mourir ! C'est pas possible, je vais mourir !

— Il faudrait que vous puissiez avoir d'autres séances de chimio…

— Je vais mourir, il faut que je prévienne ma famille. Ah ! Quand je vais dire cela à ma mère, à mon fils…

— …

(Elle a le regard fixé au plafond, elle ne me voit plus, elle ne m'entend plus. J'ai le cœur transpercé par ce que l'absence de démenti net de ma part – qui serait mensonger – est en train de lui infliger. J'ai physiquement mal, mes yeux s'embrument, j'ai le vertige de percevoir un instant ce gouffre que représente la confirmation de sa propre mort. Ma main sur son avant-bras se fait plus intense, pour qu'elle sente que je suis là, présente, d'âme à âme, car je cherche les mots adaptés que je ne trouve pas. Dans l'immédiat, seul le silence peut accueillir sa détresse.)

— J'ai peur de mourir ! Il va falloir que je prépare mon enterre- ment... Oh, mais qu'est ce que je suis en train de dire ! (Elle se retourne vers moi, soudain très calme. Peut-être voit-elle mes yeux rougis, et je décide dans l'instant que ce n'est vraiment pas un problème. Partage. Elle, a les yeux secs.)

— Et ma maison ! Que j'ai achetée à crédit ! Qu'est-ce que je vais faire ?

— Attendez, on n'en est pas là, il y a encore des choses à vivre...

— Ah non, ne venez pas me baratiner ! Il faut que je prévienne mes frères et sœurs, mes amis, et après c'est fini, je ne veux plus les voir.

— C'est peut-être beaucoup vous demander de les informer de la gravité de votre situation ?

— Comment cela ?

— Et bien, c'est aussi du rôle du médecin que d'informer les membres de votre...

— Ah non ! C'est pas du tout médical ! C'est à moi de le faire ! (Sa voix a une belle énergie.)

— De votre point de vue, car en général, c'est nous qui les prévenons. Mais si vous pensez que c'est à vous de le faire, je respecte votre choix. Je vous trouve même bien courageuse de vouloir le faire.

— Cela ira si je me prépare. Et après, je coupe tous les liens. (Son regard est de nouveau parti vers un ailleurs temporel.)

— ...

(Je vais de surprise en surprise. Cette dernière phrase m'évoque certains processus psychologiques à l'œuvre pour pouvoir mourir : ce largage des amarres – couper ou laisser s'étirer les liens avec ses proches – souvent exprimés sous forme d'au revoir. Ici, la formulation est lapidaire. Je cherche comment atténuer sa vision de mort très proche, de situation terminale que je n'ai pas voulu induire, car ce n'est pas la réalité présente. Mais je vois bien qu'elle ne peut pas l'entendre à ce stade, sous le choc de la prise de conscience de la gravité de son état. Elle le ressentait bien physiquement, mais elle le refusait totalement de façon consciente : c'est ce qui générait cette peur de rester seule, cette angoisse. Angoisse de mort assurément. Et je perçois la monstruosité à aller préciser qu'elle ne va pas mourir là, tout de suite, mais juste un petit peu plus tard.)

— Ce qui me parait important maintenant, c'est que vous puissiez vous reposer, que vous puissiez dormir la nuit. D'après ce que les infirmières m'ont dit, cela fait deux nuits que vous ne dormez pas ?

— Oui, c'est sûr.

— Où en est votre douleur, là, maintenant ? (Volontairement et contrairement à mon habitude, je ne m'étais pas arrêtée au premier « j'ai mal partout », à sa plainte douloureuse pour l'évaluer plus précisément, car je l'avais fait les jours précédents et je savais que dans cette souffrance globale majeure, il fallait cette fois explorer l'angoisse, l'anxiété, répondre à ses interrogations sur l'absence d'amélioration globale.)

— Toujours pareille, j'ai mal partout.

— À combien ? Si 0 c'est « pas de douleur » et 10, « maximum de douleur imaginable » ?

— Oh, à 7 ou 8.

— Ce que je vous propose, c'est d'aller voir les infirmières dès à présent, pour que vous ayez une interdose de morphine pour la douleur… et un traitement pour diminuer votre angoisse maintenant, et vous permettre de dormir la nuit. Qu'est ce que vous en pensez ? (Je suis quelque peu désolée d'avoir participé à déclencher l'incendie et de venir à présent jouer les pompiers, en prescrivant des anxiolytiques puissants.)

— Je suis tout à fait d'accord… Et combien de temps il me res… Non, je ne veux pas le savoir ! Pas maintenant. (Elle est repartie dans ses réflexions à haute voix où elle fait les questions et les réponses.) Et comment cela va se passer ?… Je le sais ! (Son visage est un court instant saisi par l'effroi.)

— Comment cela... vous le savez ?

— Par mon père. (Mimique triste et désabusée.)

— C'est-à-dire ?

— ...

Elle ne me répond pas, mais il me revient en mémoire que son père est décédé dans des conditions difficiles. Je n'insiste pas, pour ne pas lui faire répéter ce qu'elle m'a déjà dit précédemment. De plus, l'entretien a été suffisamment dense en émotions pour ne pas réactiver maintenant des souvenirs douloureux, lourds de conséquences pour les représentations de son avenir à elle.

— Cela m'ennuie d'attendre plus longtemps pour aller demander aux infirmières qu'elles vous apportent une gélule de morphine et nous avons dit déjà beaucoup de choses pour ce matin. Je reviendrai vous voir demain après-midi.

— Et le Dr Domino qui n'est pas passé ! Ce n'est pas lui qui m'aurait dit cela ! Merci de m'avoir au moins dit clairement les choses, car je veux savoir, j'ai besoin de savoir. (J'entends sa colère. Elle a besoin d'un bouc-émissaire pour exprimer sa révolte.)

— Vous voulez le voir ?

— Ah, bien sûr que je veux le voir !

J'ai du mal à m'extraire de la chambre, à la laisser seule après cette prise de conscience de la réalité. Je suis sûre de ne pas lui avoir dit des mots qui font mal. Mais ne pas avoir démenti ce qu'elle a dit est énorme ! La « simple » confirmation d'une hypothèse. Je repars en ayant l'impression d'exercer un boulot vraiment ingrat, que personne ne désire. Là, personne ne me l'a demandé, il s'agissait juste d'aller explorer une angoisse qui empêche de s'endormir. Mais j'ai l'impression d'avoir annoncé une sentence de condamnation à mort. L'implacabilité de cela me dérange profondément. Il y a quelque chose, dans cette situation, qui n'est pas complètement à sa place, qui ne me paraît pas adapté, quoi qu'ait pu dire la patiente sur son désir de connaître la vérité. Ce n'est pas le moment de l'analyser.

Je vais voir l'infirmière comme convenu. Elle est avec le Dr Domino qui finit la visite. Il en est à l'avant-dernière chambre. Je lui dis que la patiente comptait bien le voir ce matin.

— Mais tu y es passée ! Je pensais que cela suffisait ! dit-il en souriant, légèrement moqueur.

— Eh non ! Ce n'est pas pareil, nous n'avons pas le même rôle et elle t'attend.

— Bon, bon… bougonne-t-il.

Je le préviens de la teneur de notre échange et des récriminations de la patiente à son égard.

Faire les propositions de prescriptions, la synthèse de l'entretien. L'heure a tourné. De nouveau cette impression de vertige, au bord du malaise, en retournant à mon bureau où je n'ai pas oublié l'appel probable et attendu du fils de monsieur Laurier.

Et là, soudain cela s'éclaire ou plutôt s'assombrit : je n'ai pas laissé à madame Mimosa la moindre lueur d'un espoir ! Un espoir de s'en sortir envers et contre tout !

« J'ai besoin de croire au miracle » m'avait dit un jour un patient pour justifier la poursuite de sa chimiothérapie, « même si je sais que cela n'a qu'une chance sur cent de me guérir, j'ai besoin de continuer et d'y croire. » La chimio avait été poursuivie. Il n'avait pas guéri, au contraire. L'espoir a parfois un coût certain.

Mais là, je n'ai pas eu l'ombre d'un espace pour glisser de l'espoir. Comment alors, peut-on encore vivre ? Sans être écrasé par le poids de la mort à venir ? Comment nuancer mon propos demain ?

Écrire

À peine arrivée dans le couloir qui dessert les locaux de notre équipe, notre secrétaire ayant reconnu mes pas sort de son bureau et me signale : « Le fils de monsieur Laurier, a téléphoné. Il souhaite que tu le rappelles. »

Il est pourtant à peine onze heures. Juste ne pas me précipiter. Lâcher la situation précédente. Faire confiance à la patiente, sur sa capacité à faire face, à encaisser cette réalité qu'elle désirait entendre. Demain, j'apporterai les nuances qu'elle ne pouvait pas entendre aujourd'hui. Puis, me replacer dans le contexte de monsieur Laurier et de son fils.

— Allo, bonjour, c'est le Dr Rousseau du centre hospitalier de Y.

— Oui, bonjour. (La voix est posée et calme) Voilà, j'ai bien réfléchi, je ne téléphonerai pas à mon père, car je n'ai pas l'intention de renouer des relations avec lui. (Déception ! Quels arguments vais-je devoir utiliser pour essayer de le convaincre pour son père, pour lui-même…) Mais j'ai décidé de lui écrire.

— De lui écrire ?

— Oui, de lui écrire une lettre pour lui faire part de ce que je suis devenu. Parce que, tout de même, c'est un homme malade, gravement malade donc si cela peut l'aider… Lui expliquer que j'ai quitté la région, que je me suis marié, car il ne le sait pas, cela non plus.

— Cela me parait une très bonne chose… (Je cherche déjà les mots pour qu'il ne tarde pas à l'envoyer, tout en ne voulant pas le bousculer pour écrire cette lettre bien délicate à formuler après toutes ces années de silence.)

— Elle va partir cet après-midi, je l'ai quasiment finie. (La nuit a bien porté conseil à moins qu'elle n'ait été qu'insomnie !)

— Ah oui ! Vous allez lui envoyer une lettre. Est-ce que vous m'autorisez à lui faire part de votre intention de lui envoyer cette lettre ? Lui dire que vous ne pouvez pas vous déplacer parce que vous habitez loin ? (Va-t-il lui annoncer qu'il va être père ? Cela lui appartient.)

— Oui, bien sûr.

— Cela va être très important pour lui. N'hésitez pas à me rappeler si vous voulez de ses nouvelles, ou si vous avez besoin de discuter de tout cela.

Pour une fois que me voilà porteuse de bonne nouvelle, je savoure ce plaisir et celui que cela va procurer au patient : lui apprendre que j'ai pu contacter son fils et qu'une lettre est en route vers lui.

Vais-je lui dire maintenant ? Avant d'aller déjeuner ? Non, cela ne me parait pas adapté du tout : ni pour la justesse de la situation, si le patient éprouve le besoin de parler plus longuement, ni pour moi. Cette matinée a été chargée et l'après-midi s'annonce toute aussi délicate, avec une nouvelle intervention auprès d'une jeune femme avec qui j'ai travaillé quelques années auparavant.

Lia

Elle se prénommait Lia. Elle m'avait directement fait savoir qu'elle souhaitait me voir. Je la connaissais pour avoir travaillé avec elle dans un autre établissement, de nombreuses années auparavant. Il y avait une estime réciproque entre nous.

Ses collègues d'alors, critiquaient ses congés-maladie qu'ils trouvaient trop fréquents et non justifiés : elle n'avait pas « grand-chose » parait-il, si ce n'est une vie un peu compliquée.

En fait, à cette époque, personne ne savait encore qu'elle était atteinte d'une maladie « sérieuse ». Aujourd'hui, elle est en phase terminale, les traitements possibles pour enrayer cette maladie n'ayant eu aucun effet. Elle sait qu'en m'appelant, elle s'adresse à un médecin de Soins Palliatifs.

Je me rends auprès d'elle avec Jeanne, une infirmière de notre équipe. Avant d'entrer dans la chambre, je crains de ne pas la reconnaître à cause des effets de la maladie. Crainte que mon regard ne trahisse cette transformation. Il n'en est rien. Malgré la disparition des cheveux, due aux traitements, son visage a gardé sa jeunesse et sa beauté.

Spontanément, je retrouve l'ancienne habitude de l'appeler par son prénom : Lia. Cela ne m'est pas coutumier d'appeler une patiente par son prénom. Je continue à la vouvoyer comme lorsque nous travaillions ensemble.

Très vite Lia me fait part de son attente : que je sois le témoin neutre, hors du cercle familial, de ses dernières volontés. Elle est mère de deux enfants et elle souhaite mettre par écrit ses directives pour eux.

Elle s'est informée de la procédure avec son compagnon, qui n'est pas le père de ses enfants, et elle sait que ces directives doivent être lues devant témoins, pour avoir une valeur juridique, car elle n'a plus la force de les écrire de sa main. Elle a déjà réfléchi à ce qu'elle veut transmettre.

Je suis impressionnée par le calme et la maîtrise avec laquelle Lia s'exprime. Je me proposerais bien comme scribe, mais nous avons d'autres patients à voir avec Jeanne. Je sens qu'il y a urgence à effectuer cette tâche, d'autant plus que l'extrême faiblesse de la patiente risque de venir perturber l'énoncé de ce qu'elle a à dire. Il va falloir lui consacrer du temps et probablement plusieurs séances pour ne pas l'épuiser complètement. La psychologue stagiaire, Mélody, actuellement dans notre équipe, me parait être la personne adaptée et immédiatement disponible. Je propose à Lia que ce soit elle qui vienne écrire les mots qu'elle lui dictera. Je peux la lui présenter dès à présent. Cela lui convient.

Je sors téléphoner à Mélody et je l'informe que cette mission à priori simple, s'annonce chargée en émotions de par la nature de la situation dans son ensemble. De plus, Mélody et cette patiente sont toutes deux jeunes et ont des enfants du même âge. Mélody est d'accord et disponible.

Je la présente à Lia. Cette dernière souhaite commencer tout de suite la première séance d'écriture.

Je les laisse à l'ouvrage pour retourner voir monsieur Laurier, puis un nouveau patient dont la famille est en situation conflictuelle avec les soignants.

Est-ce encore de la médecine ? Est-ce le rôle du médecin d'être le messager des relations humaines, intrafamiliales et autres ? Oui ! C'est bien une des richesses de ce métier de soignant en Soins Palliatifs !

Être attentif à ces fils qui commandent nos actes aussi sûrement que ceux d'un câble d'alimentation électrique, participer à la restauration de ces fils brisés qui amputent d'une part de soi-même. Les ruptures qui épuisent l'énergie vitale, comme une eau se déversant dans une crevasse. Oui, c'est bien un des rôles du médecin de restaurer cette circulation des sentiments qui redonne des forces, parfois de façon bien plus prolongée qu'une transfusion sanguine.

Information du père

Monsieur Laurier est juste à l'étage du dessus. Monter tranquillement les marches. Récapituler ce que je dois lui dire, ce que je peux lui retransmettre, dans tout ce que m'a confié son fils.

Je rentre, il dort. C'est encore l'heure de la sieste et je sais qu'il aime à se réfugier dans le sommeil. Je le réveille en douceur, estimant que ce que j'ai à lui dire m'y autorise.

— Hier, je vous avais proposé de contacter votre fils par téléphone…

— Hum, oui… dit-il en émergeant, écarquillant les yeux et se redressant pour se réveiller tout à fait. Il pressent que ça va être plus intéressant que les prises de température ou de tension ou encore le choix du menu (pour lui qui mange si peu et sans appétit) qui justifient habituellement ses réveils intempestifs.

— Je l'ai eu au téléphone… (Il ne réagit pas, il guette mes propos.) Tout d'abord, il n'habite plus dans la région… Il n'était pas au courant que vous étiez malade… Je lui ai expliqué en douceur, comme vous me l'aviez demandé… (C'est à mon tour de guetter ses réactions : il ne répond pas, mais est tout ouïe). Il ne pourra pas venir, car il habite trop loin dans le Nord de la France… (Il ne dit toujours rien malgré mes silences entre chaque phrase, pour lui laisser le temps de trouver ses mots et de me répondre.) Mais il a décidé de vous écrire, de vous écrire une lettre. (Il se rallonge et ferme les yeux comme pour mieux se laisser pénétrer par les mots.) Une lettre pour vous donner de ses nouvelles.

— …

— Est-ce que cela vous va ?

— Oui, dit-il dans un souffle.

— La lettre devrait arriver d'ici quelques jours.

Il n'a manifesté aucune réaction émotionnelle. Pas l'ombre d'un sourire. Mais il a aspiré les mots comme pour en faire son miel pour les heures, les jours à venir. Vivre, non pas dans l'attente hypothétique, mais dans la perspective de recevoir des nouvelles de son propre fils.

Il plonge dans une rêverie éveillée. Je le laisse. Je m'attendais à ce qu'il me pose des questions pour, déjà, en savoir plus sur lui. Aucune. Ce qui lui reste d'énergie se concentre sur leur relation.

— Je repasserai vous voir la semaine prochaine.

Il acquiesce de la tête, déjà loin, avec lui.

14 février

— Va-t-on m'opérer ?… Je ne vais pas continuer comme cela. Si on ne veut pas m'opérer, faites-moi une piqûre. Vous comprenez, je suis âgée, j'ai quatre-vingt-huit ans, je n'attends plus rien de la vie. Cela fera de la peine à mon mari, c'est sûr, mais je ne peux pas rester comme cela !

— Qu'est-ce que vous voulez dire par « rester comme cela » ?

— Je ne peux pas rester à souffrir avec ce trou-là ! Dit-elle en désignant un gros pansement sous son bras.

Je défais délicatement le bandage pour voir ce qu'il cache : une odeur putride se dégage avant que je n'aie enlevé toutes les compresses. L'expression de mon visage l'a-t-elle exprimé ? Probablement. Il faudra parler de cette odeur et surtout la traiter.

Dans l'immédiat, je découvre l'ampleur des dégâts, sans cette fois laisser percer mes pensées : c'est très profond, purulent. C'est une récidive de son cancer du sein. La lésion est, de plus, en territoire déjà traité par radiothérapie, et aura donc beaucoup de mal à cicatriser. Il est évident qu'aucun chirurgien ne voudra intervenir : cela ne serait d'aucun bénéfice pour la patiente.

Je commence à lui expliquer, mais madame Primevère n'entend pas : elle attend le chirurgien pour répondre à cette question.

Je n'insiste pas, je connais trop l'importance du référent médical, celui avec lequel la relation thérapeutique s'est nouée au départ. C'est à cet interlocuteur de prononcer les paroles décisives pour être entendu. Le ton et l'expression de la voix, l'environnement et le moment de cette information seront aussi importants que les mots prononcés. De plus, elle attend un acte chirurgical, c'est donc au chirurgien de lui dire qu'il n'y en aura pas.

En attendant, je lui redis que même si elle n'est pas opérée, on peut atténuer les odeurs déplaisantes, diminuer ses souffrances actuelles. J'essaie de la convaincre d'appeler l'infirmière quand la douleur physique reste présente. Madame Primevère fait une moue signifiant qu'elle n'a pas l'air d'y croire. On lui a déjà dit tellement de choses qui ne se sont pas vérifiées. Elle renouvelle ses propos désabusés : si on ne l'opère pas, qu'on lui fasse la piqûre pour en finir.

J'essaye de découvrir ce qui pourrait la retenir du côté de la vie :

— Avez-vous des enfants ?

— Oui, dit-elle d'un ton las, mais ils sont tous grands, ils ont plus de cinquante ans !

— Et votre mari, va-t-il venir vous voir cet après-midi ?

— Non, pas aujourd'hui, car il est aussi âgé que moi et nous habitons à plus de cinquante kilomètres.

Deux minutes plus tard, on frappe à la porte. Un homme, certes âgé, mais à la démarche assurée et le sourire aux lèvres, s'avance un bouquet de roses rouges à la main.

Elle : « Mais il ne fallait pas venir… » Elle fond en larmes.

Lui : « C'est tout de même la fête des amoureux aujourd'hui ! »

Je m'éclipse.

Le lendemain, madame Primevère est transformée, souriante, détendue. Son mari est auprès d'elle. Pourtant, elle a vu le chirurgien qui lui a dit « qu'il n'y avait rien à faire. » Et elle ajoute : « C'est que vous comprenez, j'ai une fille qui est décédée d'un cancer. Mais elle, c'est qu'elle fumait. Vers la fin, elle criait de douleur. Vous comprenez, pendant les soins, j'ai peur de hurler de douleur. »

Je lui demande depuis combien d'années sa fille est décédée, prête à lui sortir le couplet sur « l'absence de prise en charge de la douleur auparavant, qui s'est bien améliorée, et heureusement, ces dernières années. » Je m'abstiens : sa fille est décédée il y a à peine cinq ans. Alors, je l'assure que l'ensemble des soignants du service et de l'équipe sera vigilant, pour qu'elle souffre le moins possible. Certes, ils ne peuvent pas lui garantir une douleur égale à zéro en permanence. La patiente m'interrompt pour me dire qu'elle ne demande pas l'impossible, simplement de ne pas avoir des douleurs à « hurler » ! Aujourd'hui, elle n'a plus mal.

Nous discutons, en présence de son mari, des modalités du retour à la maison. Une consultation en externe est prévue dans une semaine en chirurgie pour faire le point sur son pansement. Nous en profiterons pour évaluer les douleurs et voir comment cela se passe à la maison…

En sortant de la chambre, je m'étonne une fois de plus du changement radical de ses propos, à vingt-quatre heures d'intervalle, après avoir adapté le traitement de la douleur, accompagné, il est vrai, d'un bouquet de roses rouges de la Saint-Valentin.

Notre équipe proposera aux soignants du domicile de rester en lien avec eux. Il est nécessaire de veiller de près sur cette patiente après son retour chez elle.

Souffrance familiale

Souffrance familiale majeure. De cette femme assise au chevet de son mari. De cette fille et de son compagnon. De ce fils. Et souffrance en mon cœur. Ces discussions ne font qu'accroître la douleur de chacun par l'incompréhension, la sensation de ne pas être entendu. Chacun argumente, essaie de trouver des mots, avance des idées. Discours que tout cela, même si les raisonnements avancés s'appuient sur une conception de la vie pour l'un, une certaine expérience pour l'autre, des propos entendus à la radio ou ailleurs pour le troisième. Cela reste des discours. Pour ne pas rester impuissants devant le tableau de cet être cher à l'agonie, dont le départ est annoncé dans un délai proche, mais indéterminé. Cette attente aiguise un sentiment mêlé de tristesse, de colère, de déchirement et de culpabilité. Culpabilité à l'idée de souhaiter qu'il meure le plus vite possible. Tout, mais pas ça ! L'obligation de vivre cette réalité, sans autre échappatoire que de vouloir que cela s'arrête...

C'est de cela qu'il s'agit pour la famille : d'un tremblement de terre ouvrant des failles qui s'élargissent, deviennent infranchissables, jusqu'à la disparition totale. Le patient a reçu un coup de massue sur la tête dès l'annonce du diagnostic ou dès l'annonce de l'arrêt des thérapeutiques spécifiques, susceptibles d'enrayer ou de freiner la progression de la maladie. Arrêt à un moment donné des médicaments non seulement inefficaces, mais apportant plus d'inconfort que de bénéfices. Le patient a poursuivi malgré tout son chemin.

Et maintenant il est là, occupant tout l'espace de son lit d'hôpital. Respiration bruyante. Le masque à oxygène amplifie le son et signe sa présence, silencieuse par ailleurs. Il ne parle pas. Il n'a pas bougé lorsque je suis entrée dans sa chambre. Pas plus que lorsque je me suis approchée de lui pour le saluer, joignant la parole au geste de ma main sur son épaule. Ses mains à lui sont invisibles, sous les draps.

C'est la première fois que je le vois. Probablement la dernière, car nous avons été appelés bien tard dans cette situation. Pour la famille, nous a-t-on dit. Une famille qui pleure en ressortant de la chambre, mais interpelle aussi les infirmières en leur disant qu'elles ne font rien !

Membres de la famille qui le veillent dans la chambre et autour du lit, trop nombreux pour pouvoir encore dire à leur père, mari, beau-père, des paroles venant du fond de leurs cœurs. De ces mots qui brûlent les lèvres, que l'on a tourné cent fois dans la tête, dans la bouche, qui viennent des tripes, mais que l'on ne se décide toujours pas à prononcer. Ce n'est jamais le bon moment ! Le patient trop conscient : qu'est ce qu'il va penser ? Le patient inconscient : il ne va pas entendre… Trop de proches dans la chambre ou pas les bons : ces mots ne peuvent pas être prononcés devant la mère, ou la sœur… Mille excuses ou plutôt mille empêchements pour se lancer dans une aventure rarement ou jamais vécue : un parler vrai à l'être tout à la fois aimé et un peu haï. Ou l'inverse. Le remercier ou lui faire ces reproches jamais prononcés, car la nature de la relation ne le permettait pas, ou par peur du retour en d'autres temps.

Mais là il ne s'agit plus de cela. Chaque personne présente se sent liée, investie de la mission du respect du serment fait au patient de ne pas le laisser souffrir. Et selon eux, il souffre, il n'est pas possible qu'il en soit autrement, étant donné qu'il est à la fin de sa vie et qu'eux souffrent doublement : de le voir s'éloigner de façon définitive et de considérer que ce qui aurait dû être fait ne l'est toujours pas.

Je suis auprès du patient qui n'a réagi ni à ma voix, qu'il ne connaît pas, ni à mon contact. Je l'observe en silence pour mieux le voir et mieux percevoir l'ambiance qui règne dans cette chambre, indépendamment de ce que les infirmières m'en ont dit.

Je ressens à la fois le calme, émanant du patient paisible dans son coma, et l'hostilité des proches. En particulier du fils ainé et de l'épouse. Le patient a les traits du visage détendus, en particulier entre les sourcils. La respiration bruyante est d'un rythme ample et régulier. Je repousse légèrement les draps pour aller chercher ses mains. Les mettre par-dessus les draps, à proximité des huit mains familières présentes dans cette chambre, qui pour l'instant se tiennent à distance. Mais auparavant, j'ai prévenu cet homme à l'agonie – car il s'agit bien de cela – que j'allais le mobiliser, vérifier s'il était douloureux ou non, en bougeant tout doucement ses bras, ses jambes. Je surveille en même temps l'expression de son visage. Se modifie-t-elle ? Non, il ne réagit toujours pas.

Il est important pour moi de commencer par être en contact direct avec cet homme, le premier concerné par la situation et qui doit rester au centre de nos préoccupations, à chacun d'entre nous, présents dans la chambre. S'appuyer sur des données objectives : ici l'absence de rictus ou grimaces au repos et à la mobilisation.

Puis je me retourne vers eux. Je leur avais bien serré la main en entrant, mais maintenant il est temps d'essayer de rentrer plus en relation, malgré l'hostilité qui n'a pas semblé décroître avec mes manœuvres d'approche. L'épouse est dans le coin opposé à la tête du lit, dans le fauteuil du patient, déchaussée, témoignant qu'elle campe là depuis des jours et des nuits. La fille cadette est avec son mari, accroupie au pied de la fenêtre. Avec son frère, ils sont de chaque côté du lit. Les bas-flancs en sont relevés, barrières dressées pour mieux circonscrire le malade, la maladie et la mort qui approche. Qui n'approche pas assez vite pour eux. C'est cela la cause de leur agressivité, de leur harcèlement !

Tour à tour, ils affirment qu'il est inhumain de le laisser ainsi. Qu'il n'y a qu'une seule chose à faire : une injection pour l'aider à mourir ! Qu'on le fait bien pour les animaux, alors pourquoi on laisse les hommes souffrir ! Que, de toutes les façons, cela ne changera rien, maintenant que c'est la fin et qu'il ne peut plus parler. Que cela n'a plus de sens. Que c'est intolérable de leur imposer cela, à eux, épouse, fils, fille, gendre : cette attente. Que de plus, nous, soignants, et en particulier les médecins, nous les empêchons de respecter leur engagement « de ne pas le laisser souffrir inutilement ».

Le fils est le plus virulent, le visage fermé, buté. Il est assis près de son père, le fauteuil touchant le lit, contrairement aux autres membres de la famille plaqués contre les murs et dans les coins. Cependant, il n'est pas, pour autant, en contact physique avec lui.

Le gendre (qui paraît tout jeune) reprend les mêmes arguments, précisant qu'il connaît depuis longtemps son beau-père et que celui-ci n'apprécierait pas de se voir comme cela…

L'épouse dit qu'elle n'a plus rien à nous dire, qu'elle en a marre de répéter toujours la même chose aux différents soignants, sans être entendue.

La cadette reste silencieuse, triste, laissant les larmes couler doucement, sans hargne. C'est la seule qui semble vouloir ressentir et accueillir la tristesse de la situation, sans la transformer en agressivité, sans extérioriser violemment en projetant sur autrui, ce ressenti douloureux.

Que dire qui n'ait pas déjà été dit par mes collègues ? Ne pas se retrancher derrière l'argument juridique, celui qui vient en premier à l'esprit : « Nous n'avons pas le droit ». C'est vrai. Mais les familles ne peuvent pas et ne veulent pas l'entendre en pareille situation. Ce qui me frappe surtout ici, c'est le contraste entre ce patient si calme, si paisible, manifestement non douloureux, et ce qu'en perçoivent ses proches : il ne peut pas ne pas être douloureux, forcément il doit souffrir terriblement… Alors, j'explique, je décris surtout ce que j'observe : sur quels signes physiques nous nous appuyons pour savoir si un patient, qui ne peut plus s'exprimer, éprouve de la douleur ou pas.

Je vois bien à leurs visages qu'ils n'ont pas du tout l'intention d'entendre, qu'ils refusent toute explication, y compris celles que je leur donne ensuite sur le traitement en cours, qui traite tant la douleur physique que l'anxiété. Ils ne peuvent pas voir que c'est leur propre souffrance qu'ils projettent sur lui, tentative de l'inconscient pour mettre à distance ce que le conscient ne veut ni ressentir ni comprendre.

Je précise qu'il me parait même légèrement surdosé en médicaments, c'est la raison pour laquelle, probablement, il ne réagit pas. Je le constate sur sa fréquence respiratoire qui est à la limite de la normale, abaissée par l'action médicamenteuse. Je crains que ce coma ne se prolonge, de par sa nature artificielle. La situation n'en sera que plus délicate, jour après jour, car le sens de ce temps à vivre pour les proches, voire les soignants, se perd encore plus vite quand le patient ne communique plus. Aussi, je leur parle « de mon intention de diminuer légèrement le traitement, pour que le patient sorte de cet état comateux, car nous avons des arguments médicaux précis pour penser qu'il en sera ainsi. » Je vois leurs visages dubitatifs et méfiants. J'ajoute que si nous constatons le moindre signe de douleur, nous remettrons la dose initiale. J'ai à peine fini ma phrase que le fils aîné explose :

« Quoi ? ! Vous voulez faire exprès de le faire souffrir encore plus ? ! »

C'est terminé : j'ai beau dire, beau faire, compléter mon explication… la porte entrouverte dans leur défense s'est refermée. La perspective qu'il puisse souffrir à nouveau leur est intolérable, ce qui est totalement compréhensible. En une demi-phrase, j'ai détruit ce que j'avais, contre toute attente, réussi : commencer à les convaincre qu'il ne souffrait plus et gagner leur confiance. Je formule encore deux ou trois phrases, mais ils ne peuvent plus m'entendre, de nouveau enfermés dans leur mode de raisonnement dont ils ne peuvent ou ne veulent pas sortir, convaincus que le meilleur remède pour leur père, mari, beau-père, est la mort induite et le plus rapidement possible. Car eux-mêmes, se mettant à sa place, préféreraient être morts plutôt que vivants dans cet état.

Je sors de la chambre.

Je sais que j'ai échoué à alléger leurs propres souffrances. Je suis, moi aussi, triste et en colère. Non pas d'avoir échoué. Mais en colère contre cette société, contre les médias qui ne savent véhiculer que des messages simplistes, radicaux et absurdes : « Quand une personne a un problème ou pose problème, supprimez la personne ! » Et non pas supprimer le problème ! Privant par là, des êtres capables à priori d'affection et de relations, de la richesse de ces derniers temps de vie, de ses derniers échanges de nature inestimable où les sentiments osent être parlés, parfois pour la première fois.

Je suis en colère contre ces personnes qui disent aimer leurs père, mari, et qui, au nom du mieux pour lui, réclament sa mort et devant lui ! Lui laissant à entendre que le mieux pour tous, c'est qu'il meure et au plus vite ! Comment en est-on arrivé à de telles déductions, à de telles absurdités ? !

Alors que la science médicale, si elle ne peut pas guérir le patient, peut à ce jour soulager les souffrances physiques, atténuer les souffrances morales. Mais cela ne va pas assez vite ! Pas assez radical pour cette société où tout doit être réglé vite-fait, mal-fait !

Je suis en colère et j'en ai marre de ce boulot où il nous faudrait endosser le rôle du bourreau qui effectue la sale besogne de, non seulement annoncer la sentence, mais aussi de tuer les condamnés à mort. Il y une vie avant la mort ! Jusqu'à la mort ! Jusqu'au bout, il y a de la vie à vivre, des sentiments, des émotions, des peines et aussi des joies, des moments qui valent encore la peine d'être vécus.

J'ai la nausée de tout cela, des arguments qui se bousculent dans ma tête. Mon expérience de professionnelle de si longues années, a bien peu de poids face au matraquage de journalistes et de citoyens bien portants, tellement angoissés par leur propre mort qu'ils préfèrent mettre en scène celle des autres, et veulent programmer l'état d'inconscience de l'autre, du malade pour ne pas voir leur propre mort en face.

Cet état d'inconscience, de coma artificiel, les familles le réclament souvent pour leur proche malade : « Au moins, Docteur, s'il ne se voyait pas comme cela, cela serait plus facile. » Plus facile pour qui ? Ils pensent le réclamer pour le bien de l'autre : lui a-t-on seulement posé la question ? Si rarement, dans ce type de situation ! N'est-ce pas pour leur propre confort ? Pour ne plus avoir à affronter le regard de l'autre qui sait qu'il va mourir, ou pire qui s'en doute, mais que personne n'a encore osé lui confirmer.

« Il ne faut pas lui dire, Docteur ! Il ne le supporterait pas ! » procède de la même hypocrisie bien pensante ! Pour continuer sa petite vie tranquille et fade où il ne faut surtout pas sortir des conversations convenues, quotidiennes, où l'on préfère parler des absents que des présents, de ce qu'est devenu un tel ou tel autre, pour ne surtout pas parler de ce qui nous unit ou désunit, de ce que l'on sent, ressent et éprouve, au dedans de soi, et envers chacun ici présent. Certains appellent cela de la pudeur, mais vient un temps où la pudeur devient prison ou emprisonnement à l'extérieur de soi. La vie reste en périphérie de soi.

Sortir de ce mode de fonctionnement, de cette façon de communiquer au sein du couple et de la famille, voici ce qui est excessivement difficile, lorsque cela n'a jamais été le cas. Mais c'est justement cette situation inédite, dans la proximité et l'imminence de la mort, qui peut donner l'audace du parler-vrai, y compris pour celui qui n'a jamais expérimenté ce parler, ce parfum profond, qui vient du cœur de l'être, de la source des sentiments.

La richesse de ces situations inédites vécues par les familles, l'intensification dans la profondeur des relations interhumaines, j'en ai été témoin à de très nombreuses reprises. Chaque situation est unique, mais ces demandes « express » et répétées, faites aux soignants, de supprimer le patient au plus vite, se ressemblent par le blocage qu'elles induisent. Blocages dans les relations entre patients et proches, entre les proches eux-mêmes, entre proches et soignants. Blocages dans l'inventivité de tous les acteurs, tant des membres de la famille que, parfois, des soignants, pour innover.

Innover, trouver tous les moyens possibles pour améliorer la qualité de vie du patient et cela jusqu'à son dernier souffle. Il ne s'agit plus d'utiliser tous les moyens de la technique médicale pour le faire vivre le plus longtemps possible, au prix de souffrances supplémentaires, la maladie ayant échappée aux possibilités de guérison ou de rémission, et poursuivant inexorablement sa destruction du corps. Il s'agit d'offrir le meilleur confort physique, psychique et aussi spirituel à ce patient, pour les jours, semaines ou mois qui lui restent à vivre. Car la vie est là, jusqu'à la dernière expiration, une vie qui peut mériter d'être vécue. Et non pas par simple respect de la vie en tant que dogme.

Dans cette situation et après réflexion en équipe, je renonce à diminuer les doses de traitement, pour ne pas rendre la situation plus explosive, car trois membres de la famille restent obnubilés sur la même demande. Celle-ci s'accompagne de regards hostiles, de paroles agressives, de reproches incessants, insinuants que « nous ne faisons rien » pour le patient. Il reçoit pourtant des soins presqu'à chaque heure : toilette, massage, changements réguliers de positionnement, perfusions et thérapeutiques pour son confort… Sans compter toutes les attentions que savent prodiguer les soignants de ce service : présence discrète, œil avisé pour repérer un bras qui glisse entre les bas-flancs, soins de la bouche pour limiter son dessèchement et la sensation de soif qui l'accompagne. Propositions de café ou autres boissons aux différents membres de la famille… rien de tout cela n'est pris en considération. Les soignants à leur tour, se sont résignés et n'attendent plus que la fin.

Échec de cet accompagnement.

Échec dans l'allègement de la souffrance de cette famille.

Seule sa fille a semblé percevoir une autre façon d'appréhender ces événements. Pour elle, la présence auprès de son père dans le coma a-t-elle un sens ? Peut-être même une utilité ? Se préparer tout doucement à son départ. Permettre au psychisme, qui a besoin de temps, de se préparer à cette nouvelle phase de son existence, la vie sans son père, la vie avec son absence. Et revenir à la vie avec lui encore là.

Il est rare que j'éprouve cette sensation d'échec.

Dans les premiers temps de notre Équipe Mobile de Soins Palliatifs, un collègue médecin m'avait un jour interpellé, alors que je venais voir un patient dans son service :

— Je me demande comment tu peux faire ce métier ?

— Oui, pourquoi ?... (Question fréquente, j'attends la suite...)

— Comment peux-tu être dans l'échec en permanence ?

— C'est-à-dire ? Lui dis-je, éberluée par cette question...

— Ben oui, de t'occuper que de patients qui vont mourir...

— Ah, effectivement ... vu comme cela ! Si pour toi, chaque patient qui meurt est un échec... Mais pour moi, la mort n'est pas un échec. Je n'ai même qu'une seule certitude : quand nous intervenons auprès d'un nouveau patient, c'est qu'il va mourir, dans plus ou moins longtemps, à plus ou moins brève échéance. Par contre, je ne sais pas comment. Les conditions de cette mort, la qualité de ce qu'il aura pu vivre pendant cette période, lui et ses proches, le ressenti des soignants... tout cela va déterminer mon sentiment d'avoir participé à un travail de qualité, juste, ou au contraire, un sentiment d'échec ou d'insatisfaction. Par exemple, devant la difficulté à équilibrer un traitement de la douleur ou d'un autre symptôme, lorsque le patient n'est pas soulagé aussi rapidement que nous l'aurions souhaité. Mais la sensation d'échec parce que le patient meurt, non, et heureusement, sinon je ne ferais pas ce métier !

Plusieurs années sont passées depuis. Ces ressentis d'échec ou d'hostilité persistante sont rares. Au contraire, ce métier est d'une très grande richesse humaine : je suis témoin, chaque jour, de l'intensité particulière que peuvent prendre ces moments, du fait d'une prise de conscience de ce temps de vie qui se décompte.

9

Infini

C'est le soir. Je suis rentrée chez moi, après cette journée encore un peu plus chargée que les autres. Je ferme les volets de la maison, machinalement, en pensant, une fois de plus, aux patients vus dans l'après-midi.

À la dernière porte-fenêtre, je m'aperçois que le ciel est bien dégagé. Les étoiles brillent en cette nuit d'hiver. Il n'y a pas de lune. Malgré le froid vif, je m'avance sur la terrasse pour contempler ce ciel. C'est alors qu'au lieu de voir la voûte céleste protectrice, à portée de main et lisse comme le dôme d'une cathédrale, je perçois le vide. L'immensité du vide sidéral me sidère. Les personnes au seuil de la mort éprouvent, peut-être, cette sensation : l'infini, l'indéfini de l'espace et du devenir, le noir absolu de l'inconnu. Vertige et angoisse originels. Qui suis-je pour prétendre rassurer, apaiser les patients à l'aube de cet instant de la mort ?

En fait, je n'essaie pas de les rassurer, mais j'essaye juste de leur permettre de déposer leurs craintes, leurs questions. Surtout ne pas tenter de donner des réponses que je n'ai pas. Jusqu'aux portes de la mort, oui, je peux avoir des réponses, mais pas au-delà de la dernière inspiration. Que se passe-t-il à la dernière expiration ? Là se poursuit le mystère existentiel.

Les hommes ont bien essayé d'apporter des réponses, inspirées ou non, transmises par les textes religieux, philosophiques, littéraires, scientifiques… L'hypothèse d'une absence d'au-delà, du « rien après la mort », résout l'angoisse de certains, mais la question demeure.

Je me laisse fasciner par l'immensité, la profondeur de cet espace obscur entre chaque étoile. Me reviennent en mémoire, les images d'un reportage sur des cosmonautes bricolant à l'extérieur de la station MIR dans l'espace. L'un d'entre eux se détache de la station : il flotte à proximité. On nous annonce qu'il va faire un essai de son moteur. Puis, on nous dit que tout a très bien fonctionné, mais la caméra a changé de plan avant que nous ne l'ayons vu avancer le long de la base. Le cosmonaute est-il parti à la dérive vers l'univers sans fin avant que son moteur ne s'allume ? S'est-il vu partir vers cet infini immortel, meurtrier pour lui ?

Pourquoi aller chercher cet exemple extrême, alors que tout individu voyant arriver consciemment la mort en face a fait cette rencontre ?

Actuellement, je m'interroge rarement sur cet inconnu. Le plus souvent, lorsque cet au-delà affleure à ma conscience, mon esprit revient rapidement sur « le plancher des vaches » où se situe mon travail. En effet, après avoir exploré et étudié les différentes réponses apportées par la plupart des civilisations humaines à ce mystère de l'au-delà de la mort, un constat s'est imposé : la certitude ne viendra que lorsque j'expérimenterai moi-même ce passage ou absence de passage.

Je frissonne dans l'air glacé, me sent petit grain de poussière et même moins, électron ou boson de Higgs ! Du coup, c'est le vide de la matière qui m'aspire. Les propos du philosophe Pascal sur l'infiniment grand et l'infiniment petit.

Je ferme les volets de ma chambre, enfile un pull-over de plus et allume le feu sous la soupe du dîner familial.

10

Apaisée

Le lendemain, je croise le Dr Domino. Il m'explique, amusé :

— J'ai vu madame Mimosa hier après ton départ. Elle m'a dit : « Je suis morte, le Dr Rousseau m'a dit que j'étais morte ! » (Malgré mes années d'expérience, j'accuse le coup dans l'estomac, oui estomaquée je suis ! Mais je ne montre à mon collègue que de la surprise.)

— Je n'ai pas tout à fait dit cela (jolie litote !), dis-je avec un sourire et une mimique signifiant que je n'ai pas du tout dit cela.

— Je m'en doute bien. Mais j'ai, du coup, mis une petite lumière d'espoir, toute petite, quelque part dans un coin à droite, une petite flamme de bougie, lueur d'espoir. (Il accompagne ses mots d'un geste, vraiment tout en bas à droite. La droite, symbole de l'avenir et la gauche pour exprimer le péjoratif.)

— Tu as eu tout à fait raison, car hier je n'ai pas eu la place de le faire, ou plutôt elle ne pouvait pas m'entendre quand j'ai essayé de nuancer. C'est pourquoi, j'avais l'intention de le faire aujourd'hui, je venais, entre autres, pour cela. J'ai vu dans les transmissions infirmières qu'elle avait passé une bonne nuit ?

— Oui, vraiment ! Et elle se dit tout à fait apaisée.

Il en sera de même les jours suivants. Elle ne présente plus aucune douleur, elle est calme, se dit sereine. Elle a expliqué à plusieurs membres de sa famille sa situation. Je n'ose pas imaginer en quels termes elle leur a rapporté notre conversation ! J'espère que ce n'est pas en termes trop violents. Mais après tout, la violence la plus extrême, c'est elle qui la vit : celle de sa propre disparition par un mal inexorable. Cependant, il me vient, à moi aussi, la pensée, l'espoir que – peut-être – elle aura le temps de faire quelques cures de plus de chimiothérapie, et que celles-ci auront – peut-être – le temps d'agir efficacement …

Les infirmières me remercient avec insistance à chaque fois que je viens discuter de la patiente avec elles. Elles me disent combien la patiente avait besoin d'entendre sa réalité et combien maintenant elle est paisible !

J'accueille ces remerciements qui me font du bien et me surprennent. Ils viennent souligner une chose étonnante : en confirmant la justesse de son angoisse de mort, mes paroles ont fait disparaître cette angoisse, disparaître la part irrationnelle de cette peur, ô combien légitime !

Mais comment puis-je annoncer des choses pareilles, aussi terribles ? Avec le fils de monsieur Laurier, l'autre jour, puis avec madame Mimosa… ?

De l'estime ! C'est ce qui me vient. Oui, de l'estime pour le patient. Une reconnaissance de l'autre qui transcende les personnalités des protagonistes : médecin, patient. La rencontre de deux êtres, qui à travers les mots, essaient de traduire ce courant de vie qui passe à travers eux et entre eux.

Les mots pour dire, les silences qui n'ont de sens qu'entre deux phrases comme entre deux notes ou deux phrasés. Le silence seul devient vite insupportable quand il laisse tout en suspend : une vérité et son contraire… Il n'y a alors plus de vérité du tout. Tout devient suspect, le vrai comme le faux. Même l'évidence des gestes n'a plus de sens s'ils ne sont pas régulièrement confirmés par les mots.

Mots aussi maladroits qu'ils soient, trouvés par tâtonnements et réajustements pour décrire le vécu intérieur des pensées, des émotions et des sentiments.

L'angoisse de ne pas savoir est bien plus terrible que le plus terrible des savoirs. Seuls l'estime de l'autre et le respect qu'elle induit peuvent accompagner cela avec dignité.

Je frappe à la porte de chambre de madame Mimosa, attends quelques secondes, et entre sans attendre, car les portes sont trop épaisses pour pouvoir entendre la réponse. (Pourtant, nous pénétrons dans la sphère intime du patient.) Elle est endormie sur son lit. J'hésite à la réveiller. Est-ce que je repasse plus tard après être allée voir un autre patient ?

Elle a toujours sa perfusion d'anxiolytique, à petites doses la journée, légèrement plus fortes la nuit, pour la faire dormir. J'observe son visage : il est détendu. Je veux lui enlever ses lunettes de vue qui ont glissé sur le côté, un verre venant appuyer fortement sur sa pommette au risque de la blesser. Ce geste lui fait ouvrir les yeux. Elle me regarde d'un air surpris pendant quelques secondes, puis me reconnait.

Pendant ces quelques secondes, mon esprit a eu le temps de se remémorer le réveil d'un cauchemar et le bonheur de constater que ce n'était qu'un cauchemar, que la réalité était autre et tranquille. Là, elle vit exactement l'inverse : elle émerge d'un rêve peut-être agréable, ou tout simplement situé dans sa vie « d'avant », et elle se réveille en prenant conscience de sa réalité présente, la perspective d'une mort proche, les « jours comptés », même si personne ne peut dire combien de jours il lui reste à vivre.

— Bonjour, j'étais en train de vous enlever vos lunettes avant qu'elles ne vous blessent la joue.

— Oui, je sais, j'oublie toujours de les enlever.

— Je venais refaire le point avec vous... comment vous vous sentez aujourd'hui ?

— Bien. Tranquille... Dit-elle avec un doux sourire. Même si j'ai très peur de mourir.

— Est-ce que vous avez mal quelque part ?

— Non, nulle part.

— Je suis heureuse de vous voir ainsi : cela se voit sur votre visage... détendu... et vous dîtes en même temps que vous avez peur de mourir. Est-ce que vous savez plus précisément ce qui vous fait peur ?

— ? ? ? ? ? ? ?

— Est-ce que vous souhaitez en parler ?

Elle acquiesce de la tête et par un fin sourire.

— Est-ce de la mort elle-même ?... Est-ce la peur de souffrir ? (Je cherche à aller plus loin dans cette peur : à décomposer ce magma informe qu'est cette peur, en éléments distincts et précis sur lesquels des actions peuvent être possibles. Peur de « l'avant », la mort avec les terreurs de mourir étouffée, de souffrances possibles pour lesquelles des traitements peuvent être prescrits par anticipation ? Peur de l'instant de la mort ? En particulier pour ceux qui n'ont jamais vu mourir quelqu'un et imaginent donc, souvent, des choses terribles sur cet instant, voire au-delà de la représentativité. Ou peur de « l'après » ? Cet aspect, de façon étonnante, est rarement exprimé par les patients gravement malades, comme si cette question de l'au-delà était une préoccupation de bien portants ?! Ou est-ce qu'ils ne la formulent pas parce qu'ils savent que personne n'a de certitude sur la question ?)

Elle me regarde de ses grands yeux qu'elle s'efforce de garder ouverts, mais dont les paupières irrésistiblement glissent vers le bas. Mon désir d'analyse, pour diminuer sa peur de mourir, n'est pas d'actualité.

— Je vois que vos yeux se ferment tout seuls. Avant de vous laisser replonger dans le sommeil, je voudrais juste vous demander si vous dormez beaucoup la journée ?

— Oui, dit-elle entrouvrant les paupières.

— Est-ce que cela vous convient ? Ou est-ce que vous préféreriez moins dormir ? Car on peut diminuer voire arrêter la perfusion la journée et ne la laisser que la nuit pour être sûre que vous dormiez bien la nuit.

— Oui, je préfèrerais moins dormir la journée.

— Entendu ! Je vais voir avec le Dr Domino pour réajuster votre traitement. (De plus, elle a beaucoup de visites d'amis et de membres de sa famille l'après-midi : cet état d'inconscience, induit par les traitements, risque de leur faire croire à tort que la fin est proche et de transformer leur venue en veillée funèbre ! Et cette perfusion qui était tout à fait adaptée les jours précédents, l'immobilise maintenant au lit.) Au revoir, madame Mimosa, je repasserai demain.

Pas de réponse, elle s'est endormie.

11

Amour et discours

L'infirmière qui devait accueillir madame Primevère pour la consultation avec le chirurgien la semaine suivant sa sortie, téléphone. Elle est très inquiète. Monsieur Primevère a téléphoné une première fois le matin pour annuler la consultation, sur le motif que sa femme était trop fatiguée pour venir et que cela ne servirait à rien. Il vient de rappeler en disant que ce n'est pas une vie pour elle et qu'il va abréger ses jours !

Je téléphone aussitôt à leur domicile : monsieur Primevère décroche. Il me tient de nouveau les mêmes propos dans un état de grande agitation suscité par son désespoir. Je tente de revenir aux éléments concrets, afin de comprendre la cause de ce changement de situation.

En fait, la patiente n'a pas pris les interdoses prescrites : mauvaise compréhension de l'ordonnance pourtant expliquée ? Peur de prendre trop de médicaments ? Un « à quoi bon » se soigner ? Ils avaient cantonné l'infirmière libérale à la réfection des pansements. Elle devait aussi préparer les médicaments chaque jour et contrôler leur bonne prise, mais monsieur Primevère avait argumenté qu'il était autonome et valide, que ce n'est pas maintenant qu'on allait lui retirer ce qu'il pouvait faire d'utile pour sa femme, qu'ils préféraient rester tous les deux… elle n'avait pas voulu insister. C'est pour les mêmes raisons qu'ils avaient déjà refusé le service de l'Hospitalisation à domicile.

Avec le discours ambiant véhiculé par les médias, qui affirme que le dernier acte d'amour serait de tuer la personne aimée, et vu l'amour que se portent ces deux-là, la situation est grave. Le médecin traitant alerté va leur rendre visite.

Finalement, ils ont décidé de poursuivre leur route, avec l'aide de leur médecin et de l'infirmière qui passeront de façon rapprochée. Nous restons à leur disposition pour rediscuter de la situation, du traitement. Le chirurgien est d'accord pour la reprendre dans son service si besoin. Et si possible, sans passer par les urgences. Le SAMU est prévenu : nous leur avons téléphoné et envoyé la « fiche de signalement patient remarquable Soins Palliatifs » avec un résumé de l'histoire médicale, les objectifs actuels de prise en charge, purement palliative, les traitements en cours et les prescriptions anticipées personnalisées. Avec la consigne de ne pas hésiter à la ramener à l'hôpital compte tenu du contexte. Ce dispositif, pour ces patients en situation délicate et de retour à domicile, s'est affiné et a été complété année après année. Il est toujours précédé d'une évaluation précise. Celle-ci n'exclut pas la prise de risque, à partir du moment où elle correspond à la volonté du patient et de son entourage, avec une anticipation des problèmes pouvant survenir.

Passent quelques semaines. Le mari demande à faire hospitaliser sa femme qui s'affaiblit. Elle mourra, sans « piqûre », au troisième jour d'hospitalisation.

Il s'agit, inlassablement, de décortiquer ces demandes de mort soi-disant souhaitées : est-ce la mort qui est souhaitée ou l'arrêt de la situation présente, intolérable ? Ne seraient-ce pas des modalités extrêmes de demande d'aide comme peuvent l'être les tentatives de suicide ? Où la personne désespérée est prête à mettre en jeu sa propre vie ! Ces demandes sont légitimes et ne sont pas critiquables. C'est la réponse donnée qui est affligeante lorsqu'elle vient confirmer au patient que sa vie n'a, effectivement, plus de sens ni de valeur. De même lorsque les proches, mais aussi certains médecins ou soignants, projettent leurs propres affects sur le patient : « Moi aussi, à sa place, j'en aurais marre et je préférerais que l'on abrège ma vie. » C'est un discours de personne en bonne santé et encore jeune, qui ne tient pas compte de points fondamentaux :

Des progrès médicaux de ces dernières années en Soins Palliatifs en général et en particulier dans la prise en charge de la douleur.

De la créativité de l'homme, lorsque des contraintes l'obligent à se dépasser ! C'est parce que l'interdit de provoquer délibérément la mort demeure, qu'ensemble, familles, patients, soignants, bénévoles de l'accompagnement, nous allons dégager des axes de réflexions et trouver une piste, une solution à une situation qui paraissait inextricable, sans issue autre que la tentation d'euthanasie. Et la vie de cette existence-là pourra de nouveau se déployer, ayant trouvé son sens… jusqu'à la prochaine crise.

N'est-il pas curieux que notre société en vienne à faire l'apologie du suicide (assisté ou non) ? Alors que toutes les vraies sociétés traditionnelles, c'est-à-dire celles imprégnées d'une véritable sagesse, refusaient, condamnaient ces pratiques ? Ces interdits ont pour but d'aider l'homme désespéré à trouver une alternative à son anéantissement. Ils sont des garde-fous précieux, au sens propre du terme, mettant en chemin la personne vers ses propres ressources profondes et enfouies. Car la mort provoquée ne résout rien, elle supprime la personne, là où il s'agissait de dénouer le problème de celle-ci.

Enfin, on ne soupçonne pas et ne mesure pas combien l'autorisation d'euthanasie donnée aux médecins causerait comme immenses dégâts auprès de tous les patients potentiels, en générant une perte de confiance envers les soignants. Cette possibilité d'euthanasie complexifierait la relation de confiance si délicate qui doit s'instaurer entre le médecin et son patient pour que le processus de guérison physique et/ou psychique s'enclenche. J'ai encore devant moi les yeux de cet homme valide venant pour une chimiothérapie. Après m'être présentée, je venais de m'asseoir pour commencer l'entretien lorsque l'infirmière du service d'oncologie est entrée pour lui poser son premier flacon de chimiothérapie. Regard totalement effrayé du patient : « Qu'est ce que vous me faites ? C'est pour quoi faire ? » L'association de ma présence avec celle de l'infirmière dans un contexte où les médias radiophoniques mélangeaient allégrement les concepts d'euthanasie, d'arrêt de traitements et de Soins Palliatifs, lui a fait penser que sa dernière heure était programmée ! Plus récemment, c'est une jeune femme vivant en Hollande qui a préféré venir en France pour se faire soigner, car ayant un antécédent de cancer, elle craignait d'être euthanasiée sans l'avoir demandé.

En fait, pendant toutes ces années d'exercices (et nous sommes de plus en plus souvent appelés pour des demandes d'euthanasie, concept malheureusement dans « l'air du temps »), nous avons trouvé, jusqu'à présent, d'autres alternatives que celle de provoquer délibérément la mort, au grand soulagement et à la pleine satisfaction de la majorité des personnes impliquées. Car, fondamentalement, cette solution n'est ni satisfaisante, ni cohérente, ni digne, ni respectueuse de ce qu'a été cet être humain : être achevé lorsque son existence n'aurait plus d'utilité.

12

Tempête

« La nature de ton travail, te fait-il penser à ta propre mort ? » me demandait un ami.

Comment ne pas y penser ?

C'est parce que j'ai pleinement conscience de l'échéance de ma propre existence que je fais ce métier.

Objet d'interrogations quotidiennes, celle-ci est devenue présence quotidienne. Rien de morbide. Juste une certitude, celle de ma propre mort et celles de mes proches et de chaque être que je croise (ou ne croise pas.)

D'où me vient cela ? Comment ce sentiment a-t-il évolué au fil du temps et de l'expérience jusqu'au présent de la maturité ?

J'avais à peine vingt ans lorsque je me suis embarquée, pour la première fois, sur un voilier de croisière. Envie de découvrir la voile autrement que sur des vieux dériveurs d'école. Envie de découvrir cette forme de voyage où chaque soir offre la découverte d'un nouveau port, d'une nouvelle ambiance.

Je débarque un matin d'été à l'Île d'Yeu pour y découvrir un bateau et un équipage.

Mon sac marin à peine posé sur le bateau, le skipper annonce : « En avant pour l'Angleterre ! Une escale à Brest puis cap vers l'Angleterre ! » Ordre du capitaine. Cela ne se discutait pas. Et pourquoi pas ? Le cabotage de port en port se fera sur la côte anglaise. Dans l'immédiat, bienvenue à la croisière hauturière sur ce deux-mâts, ketch de douze mètres de long, avec dix personnes dont la majorité a déjà navigué ensemble. Pour ma part, je ne connais personne encore.

Nous levons l'ancre. Très vite, j'ai le mal de mer. Rien que de très banal. Les heures passent, je vomis tripes et boyaux. Je prends mon tour de quart néanmoins, me sentant légèrement moins mal sur le pont. Une nuit, deux nuits... toujours aussi malade. Je considère que « ce ne sont pas des vacances » et je décide de débarquer à Brest.

Dans la rade, le moteur ne veut pas démarrer. Nous voilà à faire des ronds dans l'eau à la voile, pendant plusieurs heures, tandis que des coéquipiers essaient de remettre en marche ce moteur récalcitrant.

La rade est abritée. Naviguer sur cette eau plate, calme, met fin à mon état nauséeux. Je me ravise, cela serait dommage de débarquer maintenant que me voilà amarinée. La manœuvre d'accostage se fait finalement à la voile, le skipper montre, contre son gré, son habileté à manœuvrer ce gros bateau. Dans ce port encombré et animé, en ces jours d'été, entre les activités de pêche, de transport et de plaisance.

Escale plus prolongée que prévu, le temps de réparer le moteur, et nous voilà repartis. Cap en droite ligne, vers l'ouest de la côte anglaise.

Les heures passent, le vent forcit. On réduit la toile. Il forcit encore. Une sourde angoisse aussi. La mer se creuse, mon estomac aussi. Moi qui me croyais amarinée, me voici de nouveau le cœur chaviré. Un avis de tempête est annoncé. Je tiens à peine debout, entre la houle et ma tendance aux malaises hypoglycémiques.

Dans la brume, la côte anglaise est en vue. J'entrevois un espoir d'abri au port avant la nuit.

Il n'en ait pas question, notre bateau risque d'être précipité sur les falaises que l'on devine derrière les rafales de pluie diluvienne. Il nous faut repartir vers le large avec le minimum de toile. La pluie et le crépuscule coupent toute visibilité.

Essayer de dormir pour pouvoir prendre mon quart plus tard dans la nuit. Juste avant que je ne descende, notre capitaine a fait mettre notre bateau à la cape.

Mise à la cape : juste un petit bout de foc, l'ancre jetée vers les profondeurs de l'océan et se maintenir face au vent. Je savais, malgré mon inexpérience totale, que c'était la dernière possibilité en cas de tempête, la dernière manœuvre possible. Il ne s'agit plus d'affronter la tempête, mais de se faire tout petit, coquille de noix dans l'ouragan, et attendre.

J'essaie de nouveau, avant d'aller dormir, d'absorber au moins un morceau de sucre, à défaut de repas. Cette fois, je le grignote cristal par cristal, espérant qu'ils passeront directement de ma salive et mon estomac à la circulation générale pour récupérer un minimum d'énergie. Peine perdue, je suis à peine allongée sur ma couchette, qu'il me faut me relever pour vomir encore. C'était ma dernière tentative, dernière action pour faire quelque chose. Il n'y a plus qu'à s'allonger, après avoir demandé aux coéquipiers qui veillent que l'on me réveille bien pour mon quart, au cœur de la nuit.

Je suis allongée sur ma bannette. Je perçois combien j'ai le corps tendu comme un arc, l'estomac en triple nœud, la tête « dans les vapes » et la peur dans les tripes. La peur tapie et fonda-mentale d'y laisser ma peau et mes os.

Le vent hurle dans les haubans claquants, vides de toute voile à part ce bout de foc. Surtout le bruit sourd et énorme de la mer contre la coque. Le grincement de la chaîne qui doit tenir bon son ancre, suspendue dans la profondeur. La menace vitale aiguise ma vigilance, tant sur l'extérieur que sur ce qui se passe en moi. Oui, j'ai peur de mourir, là au milieu de cette Manche où tant de bateaux transitent. Dans la nuit noire, un cargo peut nous heurter sans s'en rendre compte. Et surtout le bateau va-t-il résister aux éléments déchainés ? Je mets ma main contre la coque : elle est froide et humide. Je sens les coups de boutoir des vagues la faire vibrer. Dans ce bateau aménagé à minima, quelques centimètres tout au plus, me séparent du néant peuplé de monstres de la mer sans fond.

Que puis faire pour sauver ma peau ? Changer la situation que tout mon être refuse ? Pourquoi n'ai-je pas débarqué à Brest ? Pourquoi suis-je venue dans cette galère ?

Rien. Je ne peux rien faire.

Je touche à nouveau cette paroi : sa froideur et sa dureté me rappellent que cette coque est en acier, pas en planches de bois vermoulu. Alors, autant faire confiance.

La conscience aigüe des sensations simultanées de l'acier de la coque et de mon impuissance totale me fait lâcher. Cela ne dépend plus de moi, tout petit être dans l'immensité. D'un coup, je décide de faire confiance au bateau, à son skipper et aux éléments. Je fais ce choix délibérément. En ai-je d'autres ? Celui de ne pas le faire et de rester dans la terreur ? Le corps se détend. Je me cale contre la paroi pour minimiser le risque de tomber de ma couchette en hauteur, et je m'abandonne au roulis pour qu'il me berce. Je transforme les sons extérieurs en une berceuse tonique et je m'endors.

Ce sont les sons qui, de nouveau, me réveillent. Toujours aussi puissants, mais de nature différente : le bruit des voiles gonflées par le vent. Et puis c'est la sensation du bateau poussé d'un mouvement ample et non plus chahuté en tous sens.

J'ouvre les yeux avec la sensation intérieure d'avoir bien dormi, mais aussi celle troublante et réjouissante, que si je me réveille, c'est que je suis encore en vie.

Puis je réalise que personne n'est venu me réveiller. La lumière grise du jour entre par le cockpit.

Je me lève, monte les marches : le soleil se lève sur une mer démontée. Des creux énormes. Cependant, le vent est régulier et puissant. J'interpelle mes coéquipiers et le skipper : ils ont fait le choix de nous laisser dormir et d'assurer seuls les manœuvres de cette nuit. Je prends la barre, une vraie barre en bois à l'ancienne, pas une roue. Il s'agit de maintenir à la fois le cap et le vent dans les voiles de nouveau hissées, tout en veillant à garder le bateau bien perpendiculaire aux vagues, énormes, arrivant par l'arrière. Pour chacune, l'impression d'être soulevée par une montagne, jusqu'à son point culminant, avant qu'elle ne nous dépasse et que nous redescendions entre deux murs d'eau, avant l'arrivée de la prochaine.

L'eau est bleu-noir-grise, jusqu'à l'apparition du soleil sous les nuages encore plus gris et noirs que la mer. Celle-ci devient alors verte et nacrée comme une huitre. Les rayons du soleil diffusent des couleurs irréelles transformant l'espace en un tableau de peinture héroïque du dix-neuvième siècle.

Les sensations m'ancrent dans la réalité, tout aussi fantasmagorique qu'elle soit. La sensation de tout le corps ne faisant qu'un avec la barre, le pont, avec ce bateau lourd, surfant sur la crête de chaque vague, dans un jet d'écume, avant de se faire dépasser par celle-ci et pousser par la suivante. C'est magique, énorme. Le contraste saisissant après les conditions de la veille au soir.

Nous faisons de nouveau route vers l'Angleterre dans cette ambiance post-tempête.

Je ne me lasse pas de barrer pendant plusieurs heures, vague après vague.

Bientôt le port est en vue. Nous savons que l'escale sera courte, compte tenu de tous les contretemps. Le temps d'aller boire une bière dans un pub, avant de repartir.

Nous y apprenons que la célèbre course du Fastnet, qui avait lieu en même temps, légèrement plus à l'ouest, compte plusieurs chavirages et des disparus à la recherche desquels plusieurs navires sont partis.

Des bateaux et des marins chevronnés n'en sont jamais revenus.

Je n'ai, personnellement, rien fait pour avoir la vie sauve dans cette histoire. Un faisceau d'éléments comme la coque en acier, le savoir-faire et la sagesse du capitaine ne cherchant pas à rentrer au port et prenant la cape, l'absence d'enjeux de course… ont permis à notre bateau de revenir sans avarie. J'y ai surtout vécu une confrontation avec une mort possible et un lâcher-prise face à celle-ci. Un lâcher-prise qui s'est imposé, lorsque j'ai épuisé toutes les possibilités d'action, de lutte contre ce qui m'arrivait. L'expérience d'un être-au-monde approprié, se révélant dans des conditions extrêmes, lorsque la volonté laisse tomber toute velléité de faire, de contrôler la situation.

J'ai vécu d'autres tempêtes. D'autres situations d'éléments déchainés – cyclones, éruptions volcaniques, orages de grêle, tremblements de terre… – m'ont fait contacter de nouveau cet état particulier. Différemment, car chaque situation est unique. La menace vitale m'a donné un tout petit aperçu du séisme que peut ressentir un patient lors de l'annonce d'une maladie grave. Le processus psychologique sera cependant différent de par la confirmation ou non de la menace vitale, jour après jour.

Ce processus est-il encore de nature psychologique ou de nature spirituelle, lorsqu'il y a perception de cette force qui se lève en nous au cœur de la désespérance ? Ce n'est pas l'espoir que ça va aller mieux, cela c'est encore autre chose. C'est ce qui est présent là, toujours, si tant est qu'on lui laisse la possibilité de se révéler. Puissance de la force vitale ? Cœur de l'être ? L'Être profond qui se révèle. Certains préféreront un vocabulaire religieux. Cependant à ce stade, il ne s'agit plus de s'accrocher à des croyances : elles ne suffisent plus si elles ne sont pas des certitudes, et un certain nombre de patients les remettent alors en cause. C'est ressentir ce qui est là, par tous ses sens, pour plonger dans un abandon qui peut être étonnamment confiant.

C'est un des enjeux de l'accompagnement, car, manifestement, quelques patients atteignent cette berge et Lia était, très probablement, de ceux-là. Cependant, je me garde bien de parler de lâcher-prise aux patients qui vivent cette confrontation à la mort imminente. Car celui-ci ne se décrète pas. Il se vit lorsque tout le reste a été tenté.

De là à souhaiter, voir rechercher, ce type de situations pour expérimenter cet état d'être… l'alerte cyclonique en cours à l'heure où j'écris ces lignes, m'en dissuade totalement. D'autres chemins sont possibles, découverte de la sagesse au cœur de l'agitation : ceci est un autre chapitre.

13

Lecture

Au troisième jour, la lettre de Lia est finie. Je suis venue les deux matins précédents pour m'assurer que ses douleurs soient contrôlées au mieux, tout en préservant sa vigilance. Je n'ai pas prolongé l'entretien afin qu'elle garde son souffle pour la séquence du jour.

Il est convenu que je lise cette lettre l'après-midi, en présence de Lia, de son compagnon, de Mélody, la psychologue stagiaire et de Jeanne, l'infirmière de notre équipe. Cette dernière et moi-même devons être officiellement les témoins, car Lia n'a pas écrit le texte de sa main.

Je n'ai pas encore connaissance de ce qui y est écrit ; Mélody m'a fait part du contenu dans ses grandes lignes.

Endossant le rôle qui m'a été confié, en plus de celui de médecin, je propose de faire une lecture à voix haute, en demandant à la patiente de confirmer chaque propos. Elle acquiesce de la tête.

Contrairement à nos habitudes de soignants en Soins Palliatifs, nous sommes tous debout, faisant cercle autour du lit, autour de Lia, car le moment est solennel, nous le sentons tous.

Je commence la lecture d'une voix posée, que je force un peu pour que tous m'entendent bien. Lia y explique l'organisation qu'elle souhaite pour ses enfants, qu'ils ne soient surtout pas séparés…

Je suis très vite époustouflée par la profondeur des sentiments exprimés, par la façon d'aplanir les difficultés passées sans les ignorer, par la lucidité et la simplicité à mettre cela en mots, en phrases, qui plus est, très bien formulées.

Lettre exprimant l'être. Son Être droit et élancé comme un hêtre.

Je n'en suis qu'aux deux tiers de la première page manuscrite recto verso, lorsque j'entends ma voix trembloter. Je suis touchée, mais veux poursuivre. Je connais la technique : je m'arrête, me recentre sur ma respiration, inspire et reprends un ton plus bas. Dans le même temps, je sens une main se poser entre mes deux omoplates : c'est Jeanne qui est venue se placer ainsi, pour m'insuffler la force d'aller plus loin.

Je reprends, tourne la page.

Régulièrement, je jette un regard aux personnes présentes : Lia a un visage complètement détendu, manifestement en paix. Son compagnon, à l'allure extérieure frêle, est solide sur ses jambes, le visage triste et posé. Mélody s'est mise en retrait, calée contre le mur près de la porte.

Je poursuis, finis le paragraphe, débute le suivant. Ce qui reste à lire me parait soudain immense, au-dessus de mes forces.

Sans prévenir, mes larmes jaillissent comme un ruisseau à sa source, ma voix se brise.

Je tends la feuille à ma collègue qui s'est déjà avancée pour prendre le relais. Je fais un pas en arrière, essaie d'arrêter ce flot, aussi vainement que des mains voulant stopper un torrent à la fonte des neiges. Je me sens pourtant calme intérieurement. Cela ne m'est jamais arrivé de m'effondrer ainsi, je ne comprends pas ce qui m'arrive. Je laisse couler ces larmes pendant que la lecture se poursuit. Jeanne assure, puis s'enroue en arrivant en bas de la page. Je mets à mon tour ma main sur son épaule. Elle termine. Les soignants présents se mouchent.

Pas une larme n'a glissé des yeux de Lia. Elle est bien au-delà de cela.

On procède aux signatures du document : la patiente, péniblement, puis nous les témoins. On définit les modalités pour qu'un exemplaire du document soit remis au juge pour enfants.

Je vais serrer la main de Lia, en la priant de bien vouloir m'excuser d'avoir pleuré. Elle me sourit et hausse légèrement les épaules signifiant que cela n'a aucune espèce d'importance. Je salue son compagnon en voulant m'éclipser rapidement. Il me demande s'il peut avoir un rendez-vous avec moi en début de semaine prochaine. Je confirme et sors.

Je reste troublée, non plus d'avoir pleuré, mais par la cause initiale de mon émotion. Certes la lettre, de par son contenu, avait de quoi « faire sortir les mouchoirs », mais c'est notre quotidien d'entendre des histoires tristes, dramatiques, hallucinantes parfois… et j'ai toujours su, jusqu'à présent, gérer, maîtriser mes émotions.

Alors pourquoi en a-t-il été ainsi ?

Je ne m'attendais pas à la beauté de l'écriture… à la justesse, la finesse, la précision des intentions, chez cette patiente, oh combien affaiblie ! Prenant de fortes doses de traitements dont la morphine (ce qui prouve, une fois de plus, que bien dosée, elle n'altère pas les fonctions intellectuelles !). La façon avec laquelle Lia se projette dans un avenir où elle ne sera plus là.

Tout cela m'a ébahie, déstabilisée.

Peut-être y avait-il aussi une autre pensée inconsciente : en pareille situation, serais-je capable d'être aussi remarquable ? Je suis pourtant agacée par les soignants ou les familles qui raisonnent de cette façon, dans la projection.

« Moi, si j'étais à sa place… » Mais vous n'êtes pas à sa place !

« Si c'était votre sœur ou votre père… que feriez-vous ? Quelle décision prendriez-vous ? »

Je leur réponds invariablement : « Je ne serais surtout pas leur médecin, car, en tant que professionnel, on ne peut pas bien soigner un proche, avec toute l'objectivité nécessaire. J'assurerais auprès d'elle, de lui, mon rôle de sœur ou de fille. Ce n'est pas du tout la même chose, le même rôle et il ne faut pas mélanger les deux !

De plus, c'est évident que je propose aux patients ce qui m'apparaît le plus adapté à la situation d'ensemble, que ce soit à un malade que je ne connais pas personnellement ou à un de mes proches. Mais pour ce dernier, c'est d'abord le rôle de son médecin référent. »

Personne ne peut se mettre à la place d'autrui : ce n'est qu'imagination et projections.

C'est cela ! Je n'ai pas voulu prendre en considération le fait que je connaissais Lia auparavant, car c'était des liens professionnels et non quotidiens. Je suis sûre que cela a joué un rôle important dans le fait d'avoir pleuré ; d'autant plus que je ne me suis pas méfiée de l'importance de ce lien.

Le simple fait de l'appeler par son prénom aurait dû m'alerter sur cette relation patient-médecin inhabituelle, placée dans une configuration différente, pas forcément problématique d'ailleurs, mais différente. L'important est d'en être consciente, afin d'être vigilante, encore plus à l'écoute de mes propres réactions émotionnelles afin qu'elles ne viennent pas interférer, à mon insu, dans la prise en charge. Et pourtant, j'ai maintenu le vouvoiement, autre garde-fou avec le fait d'appeler « Monsieur » ou « Madame » pour une proximité adaptée. La « bonne distance » terme « refrain » dans la formation des soignants paramédicaux est à nuancer dans l'accompagnement en Soins Palliatifs. Être à l'écoute et au contact, y compris physique, dans une « juste proximité » (B. Burucoa) permettant l'accueil de ce qui a à se dire ; pas dans la fusion, ni l'identification, ni la projection, non, chacun à sa juste place. Le vouvoiement et le « Monsieur » ou « Madame » sont des balises permettant de s'approcher au plus près, en évitant les écueils et les échouages. Lorsque ces deux principes ne peuvent pas être maintenus, compte tenu des relations ou des liens antérieurs à la relation soignant-personne soignée, il est important de faire appel, dans la mesure du possible, à un collègue qui lui n'a pas ce lien amical ou familial.

Dans le cas présent de Lia, changer de mode relationnel entre soignant et soigné en cours de prise en charge me parait dommageable à la qualité de l'accompagnement, voire nuisible pour les protagonistes de cette relation si particulière, dans le contexte d'une maladie grave impliquant la personne dans sa globalité.

Je vais discuter de tout cela avec Béatrice, la psychologue de l'équipe. Voici longtemps que celle-ci m'a expliqué qu'il n'y a pas à être gêné de pleurer devant des patients, que cela lui arrive régulièrement avec les proches, en particulier juste au moment ou après le décès, dans les premières consultations de suivi de deuil.

J'étais alors méfiante et pas du tout convaincue par son témoignage, peut-être valable pour les psychologues, mais pas pour les médecins ! C'était à l'encontre d'une certaine conception du médecin que j'avais, image probablement paternaliste et masculine, devant contrôler ses émotions toujours et en toutes circonstances… Là, je n'ai pu qu'analyser à posteriori le pourquoi de mon attitude et constater ce qui, pour moi à cet instant, restait une défaillance.

Il me faudra affronter, le lundi suivant, le regard du compagnon.

14

Attente

Monsieur Laurier a-t-il reçu la lettre de son fils ? Comment a-t-il réagi ? Celle-ci l'a-t-elle fait sortir de son état stuporeux ? Aura-t-elle fait naître un sourire sur ce visage hors d'âge, fatigué ? Un éclat dans le regard, activé par le feu de la relation réanimée ?

Il me faut y passer ce matin, après l'heure du vaguemestre qui distribue le courrier dans chaque service.

Je frappe, je rentre : il dort comme à chacune de mes visites. La matinée est déjà bien avancée. Il se repose après la toilette faite au lit par les aides-soignantes. Toilette aussi épuisante que relaxante. Et rien d'autre à faire, si ce n'est dormir.

Je l'observe en silence : tout son corps allongé sur le dos, l'ensemble formant une courbe toujours sur la gauche. Son visage détendu, paisible, est dirigé vers la porte. Son souffle soulève le haut de son thorax, visible dans l'échancrure de son pyjama déboutonné pour respirer sans contrainte.

Coup d'œil sur ma montre : la trotteuse a dépassé le 2. Guetter le passage sur 3 pour démarrer le comptage de sa fréquence respiratoire, avant qu'il ne se réveille. Compter les élévations de sa poitrine, un œil sur la trotteuse. Sa respiration est régulière, sans pause prolongée autre que le petit temps en fin d'expiration.

Regard sur ma montre : la trotteuse est entre le 4 et le 5. N'a-t-elle pas déjà fait un tour de cadran depuis que je compte ? Le temps se suspend entre chaque pas de la trotteuse.

Je lève la tête vers la fenêtre ouvrant sur un ciel bleu et le mur blanc ensoleillé du parking, pendant que ma main posée très légèrement sur sa poitrine continue à compter.

Retour à ma montre. Ces treize secondes écoulées entre le chiffre 3 et le 6 me paraissent une éternité. Entre chaque seconde, je rentre dans l'éternité du temps éternellement présent. Temps suspendu.

Il ouvre les yeux. Je lui souris, il ne bouge pas, je ne parle pas.

Encore un regard sur la montre : on approche du 9, sans attendre la minute complète, je double le chiffre, car sa respiration est régulière et relativement rapide. Si je prolonge, je vais sortir de l'espace-temps.

— Bonjour monsieur Laurier, j'étais en train de compter votre respiration. C'est bon, vous avez une respiration paisible et régulière. Et vous, comment vous sentez-vous ce matin ?

Il a besoin de quelques instants pour ajuster son esprit à la situation présente.

— Bien.

— Je venais voir si vous aviez reçu la lettre de votre fils ?

— Non.

— Ah, personne ne vous a apporté de lettre ? Vous savez, votre fils devait l'envoyer rapidement…

Il ne répond pas et détourne le regard comme s'il n'y croyait pas, à cette histoire de lettre. Ce que je comprends, compte tenu du silence entre eux depuis tant d'années. Moi aussi je me mets à avoir des doutes malgré ma conversation téléphonique avec son fils, où sa voix était claire, franche, affirmative sur l'envoi du courrier l'après-midi ; cette rapidité m'avait d'ailleurs surprise. Cela fait maintenant plusieurs jours de cela, la lettre devrait être là.

— Je vais aller voir auprès du cadre infirmier et je vous tiens au courant.

15

Lundi matin

Lundi matin. Jeanne écoute le répondeur. Il y a deux messages concernant Lia. Le premier d'une infirmière prévenant que Lia s'est éteinte le samedi soir en présence d'une de ses anciennes collègues. Celles-ci s'étaient relayées avec ses amies, jour et nuit, parce que Lia ne souhaitait pas rester seule. Elles avaient su entendre son souhait et s'organiser en conséquence.

Le deuxième était de son compagnon prévenant du jour de la sépulture, qu'il ne serait pas au rendez-vous fixé pour ce lundi, mais qu'il viendra en fin de semaine.

16

Agitation et sagesse

J'ai la tête qui éclate. Je m'oblige à m'asseoir. Arrêter de vaquer aux tâches qui m'appellent. Me poser pour essayer de soulager la tension qui bouillonne dans ma tête. Pourtant, je me sens tout à fait calme.

Très exceptionnellement en cette journée de congés scolaires et donc d'effectif réduit, j'ai du temps pour m'asseoir à mon bureau. Lire les emails, répondre aux demandes de réunions, noter celles déplacées, annulées. Ouvrir les missives en papier, y répondre dans la foulée. Dicter le courrier de patients déjà sortis…

Une fois n'est pas coutume, je fais cela tranquillement, chaque chose après l'autre. Au lieu d'en commencer une, d'être dérangée par le téléphone ou quelqu'un qui frappe à la porte. M'époumoner pour rien, car la porte est trop épaisse et ma réponse n'est jamais entendue. (Pourtant, je continue après toutes ces années à répéter : « Entrez » !) En ce début de vacances, personne ne me dérange et j'apprécie ces conditions de travail redevenues décentes.

La tension psychique se fait sentir pourtant, dans l'enchaînement de ces diverses tâches. Les heures de l'après-midi défilent. Je pourrais partir, infirmières et psychologues ont fini leur journée, mais je veux lire un article médical. Je n'ai pas terminé l'introduction que le téléphone sonne.

Je raccroche. Le crépuscule est venu dans la courette et le bureau, pendant que j'étais concentrée sur les propos de mon interlocuteur, pour lui répondre au plus juste. Dans le relâchement léger et la lassitude qui s'ensuit, j'hésite : allumer le plafonnier pour reprendre la lecture de l'article sur la carcinose péritonéale, ou enlever ma blouse et attraper mon sac à main pour rentrer au plus vite… Le vent souffle et fait siffler les vitres. L'urgence vitale m'apparait alors : la nécessité de me poser pour analyser ce qui me fait courir du matin au soir dans ce domaine si délicat, au-delà du raisonnable, au risque de ma santé ?

Rien ne presse pour rentrer chez moi : il n'y a pas d'impératif en cette journée de vacances scolaires, les enfants s'assument et il est, de toutes les façons, trop tard pour être avec eux au goûter, à les écouter raconter leur journée.

Je vais accrocher ma blouse blanche aux porte-manteaux chargés de celles de mes collègues absents. Je n'allume pas l'électricité pour favoriser l'éclairage intérieur. Je m'assois au bureau partiellement dégagé. Je repousse les piles entassées, prends une feuille de papier et un stylo offert par un laboratoire, un qui écrit correctement, le vert avec du caoutchouc autour favorisant la bonne préhension.

Je me ravise, me lève pour aller me préparer un thé dans la pièce à côté, le petit bureau des infirmières, m'obligeant à ne pas regarder le répondeur et les éventuels messages.

Un thé vert du Japon fera l'affaire. En entendant le chuintement de l'eau dans la bouilloire, je laisse mes pensées vagabonder tout en étant à l'écoute de celles venant de la profondeur, remontant à la surface de ma conscience comme les mini-bulles d'air de l'eau sur le point de bouillir. Les moments passés à l'écoute de certains patients viennent se présenter avec ces pépites de sagesse révélées par nos dialogues (sous réserve que les symptômes physiques les laissent tranquilles et que l'accompagnement soit de qualité, préalable indispensable : c'est tout le travail des soignants de Soins Palliatifs).

La sagesse. La recherche de la sagesse depuis toujours.

Oui, assurément c'est elle qui m'a amenée là en ce jour.

Et une tromperie.

Enfant, il m'était conseillé d'être sage. « Sage » étant synonyme de « rester tranquille », « sans faire de bruit », sans déranger les grandes personnes qui doivent parler de choses si sérieuses. Sans pleurer ni faire de caprices, bien évidemment, quelles choses étranges ! Je m'appliquais à être conforme à ce qui m'était demandé. N'est-ce pas les grandes personnes qui savent ce qu'il est bien de faire ? Et il m'avait été dit que sept ans était l'âge de raison, l'âge de la sagesse.

J'avais très tôt perçu le double sens des mots « sage » et « sagesse » : l'attitude attendue des enfants que nous étions et celle de personnages mythiques qui m'était apparue, d'emblée, comme l'accomplissement le plus élevé du genre humain. Que la sagesse de l'enfant menât à la sagesse du vieillard accompli, je n'en doutais pas. La sagesse comme un état d'être où la connaissance pétille de bonté et de savoir-faire, de justesse, et d'à propos, qui connaît le pourquoi et le sens de la vie et donc la direction, le chemin à suivre pour honorer sa condition d'homme ou de femme.

J'avais compris que le passage des sept ans était plus qu'une étape : c'était une porte qui s'ouvrait sur ce vaste champ. Je m'évertuais donc à être prête pour ce jour là.

Anniversaire de mes sept ans. C'était un dimanche. Il ne s'est rien passé.

J'étais assise, encore une fois sagement dans une petite chaise, à moins que ce ne fût dans le fauteuil vert, quoi qu'il en soit, en contrebas du fauteuil de paille où était assise ma grand-mère paternelle, veuve, droite sur son siège et silencieuse.

Rien. Pas un dévoilement de mystère, pas une intronisation dans le monde des adultes. Mes parents étaient identiques aux jours précédents, parlant de tout et de rien, de l'accessoire et de l'anecdotique. Pas une révélation.

Pourtant, je ne voyais pas comment je pouvais être plus sage. Ne s'en apercevaient-ils pas ?

C'est alors que, dans le désarroi suscité par cette vaine attente, j'ai perçu que la réponse n'était pas à attendre du côté de mes parents et leur génération, mais dans le silence et la dignité de ma grand-mère.

Jamais une plainte. Jamais une critique sur qui que ce soit. Des phrases posées, toujours bien formulées. Et pourtant, elle vivait seule depuis le décès subit de son mari, la plupart de ses enfants au loin. Comment avait-elle traversé cette épreuve ? Et toutes les autres vécues depuis des décennies ? Je connaissais son parcours de vie extérieurement, mais qu'est-ce qui avait motivé ses choix ? Avait-elle eu le choix de son existence ? Ou était-ce un enchainement de causes et d'effets ? Quelle philosophie de vie, quelle sagesse en avait-elle extraites ?

Et cette qualité de présence, même silencieuse ! Ce silence était plus éloquent et m'apparaissait bien plus riche de mystères à explorer que les conversations dites « sérieuses » des autres adultes fréquentant la maison familiale. Ce n'était pourtant pas qu'une question de sujet de conversation : lorsqu'elle écrivait, elle aussi évoquait la pluie et le beau temps, car elle n'était pas du genre à parler d'elle et encore moins à se livrer, mais elle avait l'art et la manière d'y mettre cette même qualité d'être que dans sa présence silencieuse. Et quelle belle calligraphie elle avait ! De celle écrite à la plume.

L'absence de révélation, le jour de l'anniversaire de mes sept ans, sur le mode d'emploi d'une vie pleine de sagesse a provoqué en moi une profonde déception. Celle-ci m'a mise en quête de la philosophie contenue dans chaque existence, pour en extraire des secrets qui puissent me guider vers cet état de réelle sagesse qui ne se limite pas à la simple obéissance.

Cela pouvait m'être révélé par la fréquentation, et pas seulement le discours, des personnes ayant déjà beaucoup vécu, en l'occurrence les personnes âgées, les vieux. En allant à l'écoute de leur parcours de vie.

Seule consolation de cette journée de l'âge de raison : j'avais reçu en cadeau un stylo-plume, laqué vert avec des marbrures noires, cerclé d'or. Il était beau. Il symbolisait tout de même le fait que l'on ne me prenait plus tout à fait pour une petite fille. Surtout, il allait me permettre de raconter des histoires en commençant par celle de l'instant présent.

C'est en écrivant aujourd'hui ces fragments d'histoires de vie que je peux en extraire les pépites d'or. Dans le quotidien et le feu de l'action, je récolte des petits cailloux qui me servent déjà à marquer ma route tel le Petit Poucet. Je les note rapidement (lorsque j'en prends le temps) pour qu'ils ne se perdent pas dans la forêt de ma mémoire.

C'est en les reprenant, par une écriture qui a besoin de temps et d'espace très vastes, que je peux les extraire de leur gangue de pierre et de terre, afin que leur beauté intemporelle apparaisse.

Avec toutes ces années de recul, je perçois combien cette intuition de la sagesse des anciens a guidé mes pas vers des études de médecine puis de Soins Palliatifs et de gériatrie. Pourquoi les Soins Palliatifs avant la gériatrie, qui m'avait pourtant entrainée vers la médecine ? D'autres fils sont venus s'entremêler…

C'est bien de tissage dont il s'agit, d'une trame composée des existences des patients à laquelle je viens croiser ma propre trajectoire, chacun enrichissant l'autre.

Mais je m'aperçois qu'il fait totalement nuit dans mon petit bureau, seul l'éclairage s'échappant des fenêtres des étages au-dessus m'a permis d'écrire cette plongée dans le passé.

Il est temps de partir. Ce temps qui file entre les secondes et qui me bouscule. Ce temps qui m'empêche de recueillir le meilleur de ce métier. Ou n'est-ce pas l'inverse : les tâches qui se diversifient un peu plus chaque année, le nombre de patients à voir dans des services toujours plus nombreux à nous appeler. Je me suis laissée comprimer, écarteler, dévorer.

Retrouver le cœur de mon métier. Écrire au sujet de cette qualité particulière d'écoute qui s'est affinée. Il m'appartient d'aller chercher ces perles philosophiques, ces perles blanches, rosées, grises ou noires, nacrées dans tous les cas. Quel a été le grain de sable, la nature du corps étranger qui a mis au travail l'huitre perlière pour secréter la perle ? Quel processus a permis à la personne d'élaborer la beauté de la perle et magnifier ainsi sa nature ? Voilà ce qui me fascine chez tout être vivant. Cela passe souvent par la confrontation à la mort, qu'elle soit due à une maladie grave ou à la simple avancée en âge.

17

Sortir

Me voici de nouveau auprès de madame Mimosa. J'ai de nouveau pour objectif de lui proposer d'explorer ses peurs, afin de lui permettre de les déposer un tant soit peu, en particulier au sujet de la maladie de son père… si elle en a envie.

Je viens à peine de la saluer lorsque l'on frappe à la porte. Je vais ouvrir. Une femme rentre. Madame Mimosa se redresse dans son lit et me présente :

— C'est une amie. Nous avons rendez-vous pour aller dans le hall d'entrée de l'hôpital ! Pour allez prendre l'air ! J'étouffe dans cette chambre, avec cette fenêtre que l'on ne peut qu'entrouvrir, entre ces quatre murs ! Est-ce que vous pouvez m'approcher le fauteuil roulant ?

— Oui, je vous comprends.

Je laisse tomber mon objectif initial et je m'interroge sur ses capacités à pouvoir rester suffisamment longtemps dans le fauteuil pour descendre et aller jusque dans le hall.

J'approche le fauteuil au ras du lit. Sa difficulté à se tenir assise à la verticale, les pieds au sol, me confirme la nécessité de faire le point avec les aides-soignantes sur ses capacités actuelles pour les actes de la vie quotidienne : la toilette, la mise éventuelle au fauteuil, le temps des repas…

— Madame Mimosa, je vais aller chercher une aide-soignante, pour qu'elle vous aide à vous mettre au fauteuil et pour que nous puissions déterminer avec vous s'il est bien adapté que vous alliez dans le hall ; si cela ne serait pas mieux, moins fatiguant pour vous, de vous mettre dans le fauteuil pour aller au bout du couloir devant la grande baie vitrée.

— Ah, non ! Vous n'allez pas vous y mettre vous aussi !!! Moi, je n'en peux plus d'être enfermée ! Vous parlez ! Au fond du couloir ! J'y suis allé plein de fois, ça ne s'ouvre même pas vers l'extérieur !

— C'est vrai. Mais on peut y voir au moins de la verdure (un seul arbre, digne de ce nom, encore debout dans la proximité immédiate de ce bâtiment tentaculaire. Encore une chambre dont la fenêtre donne sur le parking.)

— Non ! Cela ne m'intéresse pas. Ce que je veux, c'est sentir l'air frais, le soleil sur ma peau ! Sinon, c'est à crever.

— D'accord, je vais chercher l'aide-soignante et on voit avec elle.

C'est un comble ! Pour une fois qu'une patiente est en mesure d'exprimer haut et fort son souhait de sortir de la chambre, pour prendre l'air, c'est moi qui veux l'en empêcher ! Alors que c'est souvent nous, Équipe Mobile de Soins Palliatifs, qui suggérons et incitons à ce type d'action : petit « projet de vie » au milieu des soins au sens strict. Car, comme le dit si bien cette patiente, malgré son état de faiblesse, s'il n'y a pas ces moments, « autant crever ». Cela n'a guère d'importance lors des hospitalisations courtes, ou lorsque le patient autonome ne demande rien à personne pour aller marcher, téléphoner, commander sa télévision… Il en est tout autrement pour les hospitalisations longues, de patients dépendants d'autrui, voire s'affaiblissant de jour en jour.

Je reviens avec l'aide-soignante, qui m'a confirmé dans le couloir, que madame Mimosa peine à rester un petit quart d'heure au fauteuil, le temps de refaire son lit. Et il ne s'agit pas de mettre en difficulté son amie qui s'est proposé de l'accompagner, si la patiente fait un malaise.

— Nous vous proposons de vous installer dans le fauteuil roulant, de sortir dans le couloir et d'y rester cinq minutes avant de prendre l'ascenseur afin d'évaluer…

— C'est hors de question, je descends sinon je ne me lève pas !

— Moi, je peux vous accompagner, dit l'aide-soignante, j'ai un petit quart d'heure de disponible avant de servir les repas.

— Voilà qui est une excellente proposition !

Il en fut ainsi.

Dans les faits, au bout de dix minutes, il était temps pour la patiente de regagner son lit. Même si l'oxygène qui lui était indispensable avait pu suivre avec une petite bombonne portable. Je remerciais, après coup, l'aide-soignante qui avait su se rendre disponible pour un acte qui n'est pas considéré comme un soin, et qui pourtant, a souvent une importance vitale pour ces patients.

En soirée, sa sœur souhaite me rencontrer. Au courant de ce qui s'est passé dans la matinée, elle veut savoir ce que je pense du projet de ramener madame Mimosa à son domicile. Elle a constaté – lorsque celle-ci pouvait encore sortir de l'hôpital entre deux chimiothérapies – à quel point elle appréciait de s'installer dans une chaise longue, à côté de ses rosiers grimpants qu'elle avait plantés peu d'années auparavant. S'enivrer du parfum de ses roses, se faire doucement chauffer au soleil du printemps, bien à l'abri. De sa capacité à plaisanter, alors qu'elle savait déjà pertinemment la gravité de sa situation. Profiter de cette petite maison qu'elle décrivait comme la maison idéale : au cœur de la ville, dans un quartier calme et silencieux, à deux pas du marché, avec son jardinet où elle s'installait en toutes saisons. Ironie du sort, elle n'en était propriétaire que depuis quelques années, car ayant eu un premier cancer quinze ans plus tôt, elle n'avait pas pu obtenir de prêt, ceux-ci étant systématiquement refusés à toutes personnes ayant eu un cancer – même guéries – jusqu'à ce qu'une loi récente modifie cela et lui permette ainsi d'acheter sa maison.

Oui, ce projet de retour à domicile me parait une excellente idée dont il faut étudier précisément la faisabilité : le matériel nécessaire (ce n'est jamais compliqué), les besoins en soignants, nécessitant certainement le service d'Hospitalisation à Domicile. Il faudra lui expliquer de ne pas se méprendre sur ce terme d' « Hospitalisation à Domicile », cela ne veut pas dire des soignants 24h/24 à la maison : ils passeront faire la toilette, changer les perfusions ou autres actes infirmiers. Il faudra voir qui pourra séjourner avec elle, car elle ne peut pas rester seule longtemps. J'explique tout cela à sa sœur et lui demande :

— Vous, en tant que sœur, qui voyez-vous pour prendre du temps auprès d'elle ?

— Moi, je peux, mais pas tout le temps, j'ai ma famille et mon travail. Mais je peux voir avec mes autres frères et sœurs, avec ses amies. Il me faut un peu de temps pour cela.

— Pas de problème. Dans l'immédiat, il s'agit d'étudier la possibilité de ce retour, avant de fixer une date de sortie. Autre point important, nous aurions dû commencer par cela : qu'est-ce qu'elle en pense, elle, de ce retour à la maison ?

— Elle n'attend que cela. Vous avez vu son attitude ce matin ? Elle m'a raconté que vous ne vouliez pas la laisser descendre. (Je grimace un peu, ce n'était pas tout à fait cela.) Elle n'en peut plus moralement d'être à l'hôpital et qu'est ce que cela change, dans son état actuel ?

— Oui, sortir de l'hôpital ne sera pas pour elle une perte de chance, elle aura chez elle les mêmes soins qu'à l'hôpital. Ce qui change, c'est la présence de tierces personnes pour lesquels il y a besoin de vous organiser. Mais il y a un autre point fondamental à déterminer avant d'aller plus loin.

— Oui, lequel ?

— C'est… (et j'hésite toujours à parler de cet aspect en premier, avant que cela ne soit la famille ou la patiente qui ne l'aborde. Et c'est, en fait, une des rares situations où c'est nous, soignants de Soins Palliatifs qui prenons l'initiative de parler de la mort. En dehors de ce contexte très particulier de retour à domicile en situation palliative avancée, nous n'en parlons pas, mais nous savons et surtout pouvons l'entendre lorsque ce sont eux qui nous en parlent.) Avez-vous envisagé que son état puisse s'aggraver encore plus… et qu'elle puisse mourir à la maison ? (C'est dit, jamais facile à dire et pourtant, c'est toujours étonnant de constater comment les proches y ont toujours pensé, avant qu'on ne leur en parle et sont soulagés que nous abordions cette question, dont la réponse fuse toujours nette dans un sens ou dans l'autre.)

— Oui, j'en ai déjà discuté avec elle et je lui ai fait la promesse qu'elle ne mourra pas à l'hôpital, mais, dans la mesure du possible, chez elle dans cette maison si importante pour elle et où elle se sent bien. Je sais que cela ne va pas être facile à accepter pour certains de mes frères, mais on va trouver une solution.

— Vous en avez déjà parlé avec votre sœur ? Il y a longtemps ? dis-je surprise par cette promesse étonnante et inhabituelle.

— Dès qu'elle a su le diagnostic de cancer, alors que la chimio était prévue, elle a d'emblée vu et analysé les différentes issues : oui, elle avait l'intention de se battre, mais elle savait aussi qu'elle pouvait en mourir et je lui ai fait cette promesse. Je lui dois bien cela, après tout ce qu'elle a fait pour moi en tant que sœur aînée après le décès de notre père. Elle ne s'est jamais mariée, pour s'occuper de nous, les plus jeunes.

— C'est vrai qu'elle est impressionnante dans sa lucidité, sa capacité à voir les choses en face et sa détermination, malgré son extrême fatigue, pour demander ce qui est important pour elle.

— Oui, c'est tout à fait ma sœur.

— Je vous propose que nous en restions là pour aujourd'hui. Vous, vous faites le point sur la présence familiale à la maison et nous, de notre côté, sur le matériel, les soins nécessaires, par quels soignants, sans oublier l'assistante sociale pour voir de quelles aides financières elle pourrait bénéficier. Cela peut permettre de payer une garde-malade quelques heures dans la semaine pour vous soulager la journée ou la nuit s'il n'y a pas assez de personnes de votre entourage qui peuvent ou veulent bien assurer la nuit... On se revoit en début de semaine prochaine, si cela vous convient.

— Oui, tout à fait.

— Encore une chose... Même si finalement, cela ne se fait pas ce retour à la maison, quelle qu'en soit la raison, c'est important pour elle, pour nous tous, soignants et vous son entourage d'avoir ce projet, un projet de vie, plutôt que d'être là, à attendre que les choses s'aggravent encore un peu plus.

Elle acquiesce, bien sûr.

18

Réception

Enfin, je m'assois à mon bureau : j'ai enchaîné, toute la journée, les visites d'un patient à l'autre, dans différents services de l'hôpital, sans me poser. Je prends enfin le temps d'ouvrir le courrier que j'avais déposé à la hâte ce matin.

Il y a une grande enveloppe en papier jaune pâle à l'adresse manuscrite inhabituelle, au milieu des enveloppes à fenêtre des courriers médicaux de collègues d'ici ou d'ailleurs. Ces derniers m'informent des résultats ou des nouvelles des patients suivis en commun, à moins que cela ne soit la lettre confirmant le décès de l'un d'entre eux, donnant quelques informations supplémentaires sur les circonstances de celui-ci.

Ce n'est pas non plus un courrier de laboratoire pharmaceutique tamponné de l'accroche « Nouveauté » pour nous inciter à ne pas le mettre directement à la corbeille de papier recyclable, mais à l'ouvrir. Pour y découvrir un imprimé d'une page nous expliquant que le comprimé du dit médicament est remplacé par une gélule nettement plus performante ou vice versa. L'ensemble, enveloppe et imprimé, ne tarde pas à rejoindre la bannette qui déborde plus vite que le passage des préposés au vidage de ces corbeilles.

Donc, en cette fin de soirée, je vais directement à l'inattendu, cette grande enveloppe anonyme de papier jaune. J'attrape le coupe papier (bleu « plastoc », donné par un laboratoire !) pour respecter son contenu. J'en extrais des feuilles blanches pliées en deux et une photo qui s'échappe de l'ensemble. Photo d'un jeune couple assis au pied d'un arbre. J'aperçois le nom du fils de monsieur Laurier et au centre de la page « Docteur, ». Il n'y a pas d'erreur, c'est bien pour moi.

Sur le premier feuillet, il m'explique pourquoi il a fait le choix de m'adresser ce courrier ; la deuxième page et la photo sont pour son père. Malgré ma curiosité, je ne lis pas cette page, je ne détaille pas cette photo. Préserver la renaissance de ce contact entre ce père et son fils et lui en laisser la primeur.

Il est tard, mais je ne peux décemment pas attendre le lendemain matin pour porter ce courrier à monsieur Laurier et me mettre à sa disposition en cette circonstance.

Respirer à pleins poumons pour puiser de l'énergie, trouver du courage dans la perspective de sa joie probable et y aller. Cette fois cela sera par l'ascenseur, l'escalier est trop loin. Je ne m'arrête pas au bureau des infirmières, je les ai vues ce matin, je file directement dans sa chambre.

Je frappe, je rentre. Il est allongé comme d'habitude, les yeux ouverts cette fois, fixés sur le plafond.

— Monsieur Laurier, vous savez la lettre de votre fils… Je vous ai demandé ce matin si vous l'aviez reçue… (Il me regarde sans intérêt.) Et bien, en fait, elle était dans mon courrier que je n'ai ouvert que ce soir. Tenez, c'est pour vous.

Je m'approche du côté gauche de son lit, côté fenêtre, le côté droit vers lequel il est incliné, est encombré par le pied à perfusions ; je lui tends l'enveloppe dans laquelle j'ai glissé les documents qui lui sont destinés.

Il tourne lentement la tête vers moi, sans tendre la main. Il semble ne pas comprendre. Je lui pose le document sur le ventre.

— Je vous apporte la lettre de votre fils. L'enveloppe est ouverte, car elle était adressée à mon nom. (Il a toujours son regard fixe présent/absent, sans l'ombre d'un sourire.) Il y a une photo également.

— Oui, j'ai entendu. (Il n'a pas esquissé un geste pour s'en saisir.)

— Est-ce que vous voulez que je vous la lise ?

— Non, ce n'est pas la peine.

— Comme vous voulez. Je vous laisse alors.

Devant son absence de réponse que je prends pour un acquiescement, je me dirige vers la porte. Je le vois prendre l'enveloppe et la déposer sur sa table de nuit, avant de se rallonger avec un air de profonde absorption méditative. Cela ne vient-il pas trop tard, alors qu'il n'a plus tous ses esprits, en raison d'une métastase cérébrale ? Pourtant, je suis persuadé qu'il a compris.

N'est-ce pas lui qui avait eu des complications cardiaques après deux ou trois séances de chimiothérapie ? Il ménage son cœur. Sa grande fatigue limite tout débordement émotionnel et puis ce n'est pas son tempérament. Il prend silencieusement toute la mesure de ce papier à haute valeur affective et peut-être même explosive, avant de le découvrir de préférence seul.

Je m'éclipse et referme doucement la porte. Je suis légèrement déçue de ne pas avoir vu sa réaction – mais elle lui appartient – et soulagée de ne pas prolonger un peu plus cette journée de travail intense. Cette fois, je vais à la recherche de l'infirmière qui s'occupe de monsieur Laurier pour l'informer de ce dernier épisode et lui demander d'être vigilante aux réactions physiolo-giques, émotionnelles et autres qui pourraient survenir dans ce contexte. Elle n'y manquera pas et préviendra ses collègues de nuit.

Elle sourit, heureuse pour monsieur Laurier, de ce contact avec son fils.

19

Pour ce regard

Le regard de monsieur Saule est profond, direct. Regard de ces patients qui se savent très malades et qui s'interrogent sur notre capacité à soutenir ce regard ! Vais-je mentir, moi aussi ? Ou être capable de plonger mon regard dans le sien ? Je me laisse traverser et non pas transpercer : traverser par ce regard si intense d'homme qui ne peut plus tricher et qui le sait. Ce regard si profond qu'il rejoint la sagesse universelle. Je ne me souviens plus de quelle couleur sont ses iris, car la couleur n'est pour rien dans cette fascination d'une vraie Rencontre.

Il sait que je suis sincère et il me dit « qu'il va bien », alors qu'il est en phase terminale de sa maladie.

Je lui demande s'il se sent anxieux, angoissé, car sa fille a l'impression qu'il l'est :

« Non, plus maintenant. »

Je souris et lui aussi. C'est pour cet échange de regard que je fais ce métier. Pour ces trois mots résumant la longue route de monsieur Saule.

Il n'est pas le premier patient que je rencontre avec cette intensité, mais lui a parcouru du chemin, en y entraînant sa fille et l'équipe soignante. Les membres de l'équipe sont très admiratifs et surpris par la paix intérieure que son être exprime, car le début de l'hospitalisation avait été très difficile : il était suspicieux, exigeant, facilement en colère.

Monsieur Saule, en effet, fait partie de ces patients dont la famille ne voulait surtout pas que lui soit dit le diagnostic de sa maladie et sa gravité. Le médecin semblait suivre cette injonction et les soignants étaient très ennuyés par cette situation, car l'état du patient se détériorait un peu plus chaque jour. Il en parlait, mais sa fille, âgée d'une quarantaine d'années, s'arc-boutait :

« Ne t'inquiète pas, cela va aller mieux, il faut que tu te reposes, que tu manges bien et tu iras mieux. »

Je l'avais reçu en entretien dans le salon des familles, après avoir simplement salué une première fois le patient dans sa chambre. En effet, elle ne voulait pas que nous le rencontrions. J'étais simplement venue la chercher dans la chambre.

Je lui ai demandé si elle ne pensait pas que son père était conscient de son état. Elle a esquivé la question pour répondre :

— S'il apprend qu'il a un cancer, il ne le supportera pas, il se laissera mourir…

— Qu'est-ce qui vous fait dire cela ?

— Parce qu'il n'a jamais supporté d'être malade, il n'est pas patient, il a toujours été un homme d'action, entreprenant. Alors, vous pensez, s'il apprend qu'il ne se lèvera plus !

— Il s'est levé au fauteuil ce matin, dis-je un brin provocateur…

— Mais ce n'est pas pareil !

— Je sais bien. Pourtant, même couché dans son lit, votre père me donne l'impression d'être toujours le chef de famille et le chef d'entreprise que, je crois, il était avant sa retraite ?

— Oui, c'est vrai, dit-elle songeuse.

— Vous croyez qu'un chef d'entreprise n'a pas le droit de savoir ce qui le concerne directement ?

— …

— Alors, je vous propose de le rencontrer plus longuement que lors de la simple visite de ce matin, et de lui dire que nous avons regardé son dossier médical et rencontré les médecins qui s'occupent déjà de lui, mais que nous aimerions que ça soit lui qui nous raconte ce qui l'a amené à l'hôpital. Je peux vous assurer que nous sommes le plus souvent très surpris par tout ce que savent ces patients à qui l'on n'a soi-disant rien dit. Ils n'en parlent pas de leur propre initiative, surtout à leur famille, car de même que vous voulez le protéger, il veut aussi vous protéger de cette mauvaise nouvelle : il sent ses forces diminuer un peu plus chaque jour.

Elle me donna son accord du bout des lèvres sentant qu'elle n'avait pas trop le choix. Je lui proposai d'être présente dans la chambre pendant l'entretien, si son père était d'accord. Elle déclina la proposition.

Spontanément, il me raconte son histoire médicale avec force détails exacts, alors qu'il était sensé ne rien savoir. Cet échange, associé à un ajustement de la prise en charge de ses douleurs persistantes, confirme l'instauration d'une relation de confiance, comme il en avait d'ailleurs avec tous les soignants qui n'avançaient pas masqués. Depuis, il a cheminé et réglé un certain nombre d'affaires, en particulier pour son entreprise.

J'y retourne, l'après-midi, pour un ultime entretien : il est en paix avec lui-même, avec sa vie, avec le monde, mais peut-être pas encore avec son entourage qui a tant de mal à le voir et à lui parler tel qu'il est : monsieur Saule, vivant ses derniers jours et sur le point de quitter son siège de chef de famille.

Informer le patient qui le demande, ne pas lui mentir… il ne s'agit pas d'un concept (ou pire, d'une règle de morale !) auquel il faudrait obéir aveuglément. Il s'agit de respect que l'on témoigne à la personne, à la volonté de le considérer comme un adulte responsable même s'il est malade, alité, et qui plus est, âgé. Mais il y a là aussi quelque chose de bien plus profond, de viscéral, de fondamental comme j'ai pu l'expérimenter dans ma propre histoire.

20

Livre ouvert

J'ai vingt-cinq ans. J'ai fini mes études de médecine, il me reste à rédiger ma thèse. J'ai débuté les remplacements de médecine générale. Je me sens en forme, je suis en apparente bonne santé. J'ai juste le bas du ventre un peu gonflé. Peut-être suis-je enceinte ? État que je ne connais pas encore. Je fais un test de grossesse : négatif.

Mon ventre continuant à grossir quelques semaines plus tard, je fais un second test qui s'avère tout aussi négatif.

Je suis en remplacement dans une zone rurale où le premier cabinet de radiologie est à plus de trente-cinq kilomètres et l'hôpital le plus proche à plus de cinquante kilomètres. De la vraie médecine reposant sur l'examen du patient après un interrogatoire précis : il n'est pas question de demander des examens complémentaires au moindre signe. Quant à consulter pour moi-même ? Je n'y pense tout simplement pas, occupée, accaparée par les patients, de garde tous les soirs.

À vingt-cinq ans, je me sens invincible, bardée de l'immunité de ma fonction de médecin, tant vis-à-vis de l'extérieur, que pour ma propre santé. Et c'est tant mieux ! Car je suis parfois appelée à une heure ou cinq heures du matin pour aller dans une maison en rase campagne, accueillie par les chiens de garde que les propriétaires, inquiets pour leur enfant, n'ont pas pensé à attacher. Lorsqu'il me faut reculer avec ma vieille 4L, sans feux arrières, dans des chemins non éclairés, par une nuit sans lune. Plus tard en ville, à grimper à toute heure, dans des cages d'escalier crasseuses et taguées.

Lors du remplacement suivant, en ville, je me décide à aller consulter une gynécologue. Toujours sans d'autres symptômes que ce bas-ventre qui grossit. Ses mots sont banals : « allez faire une échographie ». Cependant, je devine une grande inquiétude dans son regard.

Échographie : un kyste de l'ovaire. Un très gros kyste. À faire enlever. Très rapidement.

Je dois interrompre le remplacement pour lequel je m'étais engagée : cela ne me plait pas, mais je comprends que je n'ai pas le choix. Juste celui du chirurgien.

J'ai opté pour le patron de la chirurgie viscérale : à mes yeux d'alors il est vieux, c'est à dire expérimenté, il est réputé et j'ai suivi ses cours à la faculté. Pas causant (juste le nécessaire), ni souriant. Réputé bon chirurgien : c'est l'essentiel. Pour une intervention à priori simple et classique.

Le chef de clinique du service est plein de qualités ; je l'estime beaucoup. Il est très intelligent, compétent et très humain, il sait être à l'écoute. Je l'avais vu à l'œuvre avec des patients et je le constate de nouveau lorsque je rentre à l'hôpital en tant que patiente à mon tour.

Je me réveille sur le brancard qui me ramène à ma chambre. Je suis sortie de ma léthargie par des petites secousses régulières qui ébranlent le chariot et donc mon ventre : douleurs ! Ce sont les jonctions des plaques de linoléum qui recouvrent le sol : c'est du moins ce que je suppose. Analyser, comprendre pour moins souffrir. Le transfert vers le lit est épouvantable, mais je sais que cela ne va pas durer. Puis, j'alterne des moments de somnolence induite encore par l'anesthésie et des moments de réveil embrumé. Cependant, la douleur ne me lâche pas, se diffusant dans tout le ventre. Fond continu sur lequel viennent des élancements intenses. Poser les mains dessus, les enlever : rien n'y fait. Me tourner ? Encore faudrait-il que je le puisse, tant mes tentatives déclenchent des douleurs terribles.

À mes côtés mon ami, également étudiant en médecine. Je lui fais part de ces douleurs, il les signale aux infirmières : « C'est normal, vous venez d'être opérée. »

C'est donc à moi de me débrouiller avec ces douleurs atroces : je me demande comment je vais faire face. Je ne sais pas ce que l'on peut faire avec des douleurs pareilles : pas d'expérience, pas de connaissances. Que m'a-t-on appris pendant mes études de médecine au sujet de la douleur ? « La douleur est un signal d'alarme très utile qui attire l'attention sur un organe malade. Son traitement repose sur la cause de la douleur. En chirurgie, elle est un élément de la surveillance postopératoire permettant de dépister les complications... » (Ce discours a, depuis, complètement évolué, parallèlement au traitement de la cause, la douleur est désormais traitée en tant que telle... normalement.)

Me voilà fort démunie. Et puis je perçois beaucoup d'inquiétude chez mon ami. Je l'attribue à l'impuissance qu'il doit ressentir à côté de moi souffrante. Lorsque le chef de clinique passe, je le sens embarrassé. Il fuit mon regard ce qui n'est pas dans ses habitudes. Je lui demande comment s'est passé l'intervention, il me dit « bien ». Mais cela sonne faux. Je n'insiste pas, je ne suis pas en état.

Le lendemain, cela va un peu mieux, les douleurs sont toujours présentes, mais les paroxysmes sont moins violents. Cette amélioration contraste, de façon criante, avec l'atmosphère lourde d'inquiétude qui règne dans cette chambre où je suis seule patiente. Nouvelle visite du chef de clinique : même regard qui se dérobe, mêmes propos qui se veulent rassurants ? C'est d'autant plus inquiétant. Les douleurs en paraissent plus insupportables : ce n'est plus leur intensité, mais cette constance à ne pas me lâcher. Que cachent-elles ? Que se passe-t-il dans ce ventre qui inspire tant de crainte ? Je le dis à mon ami, tant je sens ce climat d'inquiétude. Pourquoi ? Par quoi est-ce justifié ?

« L'intervention a été plus longue que prévu, c'était un très gros kyste, gros comme un pamplemousse... »

Oui, d'accord... Mais où est le problème ? Que me cache-t-on ? Car, c'est sûr, je sens la conspiration. On me cache quelque chose ! Il n'y a que le vieux chirurgien qui n'a pas changé d'attitude : l'expression de son visage est tout aussi impénétrable lors de son passage le lendemain qu'avant l'intervention. Ses propos sont posés, habituels : « la pièce opératoire a été envoyée pour l'analyse anatomo-pathologique (l'analyse de la nature des cellules). Il faudra attendre plusieurs jours avant d'avoir les résultats. » Toute sa personne inspire le respect au vu de sa fonction, de ses titres, de sa notoriété et son caractère, réputé « peu commode ». Il esquisse cependant un coin de sourire de bonhomie. Cette attitude inhibe toute ébauche de question de ma part, « petite » étudiante, patiente au fond de son lit.

Mais le chef de clinique, en qui j'avais totale confiance, pourquoi me ment-il manifestement ?

Une seule solution, harceler mon ami jusqu'à ce qu'il me parle. Lui dire que cette mascarade ne peut plus durer, à quel point tout leur langage non-verbal (dont je ne connaissais pas encore l'importance) leurs mimiques, leurs attitudes, le ton de leurs voix… viennent contredire leur langage verbal : les mots et le sens des mots. Combien c'est évident que l'on me cache le plus important, forcément le plus grave, sinon cela m'aurait été dit.

— Bon, d'accord, se résout-il à exprimer, je vais te le dire, mais tu ne dis pas que je t'en ai parlé ?

— D'accord.

— En t'ouvrant le ventre, ils ont vu un aspect anormal alors il faut attendre les résultats de l'analyse, pour être sûr qu'il n'y a pas de problème.

Je me tais, j'encaisse, je sais ce que cela veut signifier : un probable cancer. C'est cohérent avec la situation et leur attitude. Au bout d'un moment, peut-être quelques heures, nécessaires pour me préparer inconsciemment à entendre la suite consciemment, je reviens à la charge, car le doute et ce flou deviennent de nouveau insupportables.

— Qu'est ce qu'ils ont vu exactement ?

Il se dérobe, mais de nouveau je ne le lâche pas. Alors, il se met à raconter, très accablé et en même temps soulagé de sortir du mensonge par omission, de pouvoir m'informer de ce qui me concerne, de pouvoir partager l'inquiétude majeure dans laquelle il est depuis plus de vingt-quatre heures :

— En fait, cela a l'aspect d'un cancer de l'ovaire qui a métastasé dans tout l'abdomen, en particulier sur le péritoine sur lequel il y avait plein de petites métastases. Alors, ils ont fait venir une gynécologue, une femme, qui a dit qu'il fallait tout enlever, les ovaires, l'utérus : principe de précaution. Mais, il y a eu une analyse « ana-path » pendant l'intervention : celle-ci ne pouvait pas vraiment conclure que c'était cancéreux. Il fallait faire d'autres analyses plus poussées. »

— … … Alors ?

— Alors, le Professeur B., le chirurgien a décidé de ne t'enlever que l'ovaire avec le kyste et la partie du péritoine atteinte dans un premier temps, quitte à revenir dans un deuxième temps enlever le reste si « l'ana-path » confirme que c'est cancéreux.

— …

— Les premiers résultats devraient tomber dans trois à cinq jours.

— … Bon. Il n'y a plus qu'à attendre ces résultats.

Je m'attendais à quelque chose de grave, mais pas à ce point. Je sais ce qu'il en est des femmes atteintes de cancer de l'ovaire métastasé : quelques mois de vie au plus… Mais aussitôt, je vois surtout la lucarne : ce n'est pas sûr que cela soit cancéreux. Cela peut être non cancéreux. Et puis je me sentais en bonne santé avant cette intervention. Comment serait-il possible d'avoir un cancer métastasé sans avoir eu de symptômes ? Aucune douleur avant l'intervention. Pas de fatigue non plus… J'analyse de façon rationnelle.

En fait, je ressens un grand calme intérieur. Il n'y a pas d'angoisse. J'ai trois jours devant moi pour vivre cet état de personne qui n'a pas de cancer. Après on verra. Chaque jour après l'autre. Chaque heure, chaque instant à vivre avec ce qui est. Ce qui est certain. Pas dans les suppositions, les « si » ou les « mais » …

Me saute aux yeux et au cœur, la gêne du personnel soignant, teintée de bienveillance, certes. Ils veulent agir « comme si de rien n'était » : on ne sait pas encore en France comment s'y prendre, quelle attitude adopter vis-à-vis des patients atteints de maladie grave potentiellement mortelle. Ils ne savent pas qu'il y a là un savoir à acquérir, une façon d'être qui s'apprend. Moi non plus je ne sais pas, alors que ces connaissances existent. Mais je vois dans leurs yeux et leur comportement à mon égard, qu'ils m'estiment condamnée et à brève échéance. Je découvre par moi-même la notion de « peur en retour » (B. Mount) lue dans les yeux de l'autre. Pas ma propre peur, mais celle que l'autre a pour moi et qui pourrait me contaminer.

Je suis dans un état où je lis à livre ouvert en eux, captant la moindre de leur émotion, de leur gêne, leurs stratégies pour essayer de la cacher. Et celles-ci sont encore plus maladroites depuis qu'ils savent que je sais, car mon ami a fini par leur avouer qu'il m'a parlé.

Ils me feraient presque pitié. Cela m'agacerait plutôt, si j'avais assez d'énergie pour cela !

Je réfléchis aux mots que j'aimerais entendre. Quelles phrases pourrais-je prononcer en tant que professionnelle, qui m'aiderait en tant que patiente ? Oser aborder directement et en toute simplicité le point principal :

« Cela ne doit pas être facile d'attendre ainsi. »

Juste cela.

Cela serait d'un énorme réconfort.

Seule, une infirmière a le regard franc, grave, de celle qui montre qu'elle sait que je sais. Elle garde le silence, ne prononçant pas de mots inutiles. Sa présence est soutenante. Son attitude contraste avec celle de la très grande majorité de ses collègues qui, derrière des sourires superficiels et des propos anodins, sont déjà projetés dans un futur tragique : il ne me voit pas en tant que telle, simplement une jeune femme de vingt-cinq ans qui se remet d'une longue intervention chirurgicale et qui attend des résultats.

Mon ami est présent autant qu'il le peut, attentif et très attentionné, silencieux le plus souvent. Car que dire ? Au moins, il n'a pas de propos décalés ou faussement rassurants. Le chirurgien passe rapidement une fois par jour, constate la bonne évolution de la cicatrice et garde son attitude neutre.

Je fais comme lui, je reste centrée sur les données objectives : je me sens mieux de jour en jour. Suis-je protégée par une bonne dose de déni ? Ce mécanisme psychique qui nie la réalité d'une mauvaise nouvelle pourtant annoncée clairement et qui souvent désempare l'entourage. Moyen de défense permettant à l'individu de faire face, d'éviter de décompenser, de sombrer. Cette menace vitale m'a recentrée sur ce qui est là, présent à cet instant. À chaque instant de chacun de ces trois jours. Je refuse toute pensée sur l'avenir, au-delà des résultats, qu'ils soient bons ou mauvais. Mon avenir se résume à trois, puis deux puis un jour. Il ne va pas au-delà de l'annonce des résultats, ou plutôt il s'arrête juste avant l'annonce de ceux-ci.

Je suis donc tranquille intérieurement, sans humeur triste ni joyeuse. Presque moqueuse vis-à-vis de ces soignants qui ne peuvent pas s'empêcher de projeter le pire, je suis en fait affligée par leur attitude et celle des médecins, qui se veulent pourtant « gentils ». Ils ne font que passer dans la chambre et cela doit beaucoup leur coûter d'y entrer.

Le soir, juste avant ce fatidique troisième jour, je sens cette paisibilité intérieure se fissurer, devenir un voile transparent, laissant apercevoir l'angoisse. Je vois que celle-ci pourrait me submerger. Alors, je la refoule par un gros effort de volonté : pas ce soir. Demain est un autre jour. Je suis seule. Mon ami est arrivé après sa journée de travail à l'hôpital ; puis il est sorti, allant au-devant des nouvelles du jour.

Contre toute attente, il revient accompagné d'un homme que je n'ai pas encore vu depuis mon hospitalisation : son visage jeune, ne m'est cependant pas inconnu, j'ai dû l'avoir aussi comme enseignant. Tandis que mon ami me le présente, me revient en mémoire qu'on le dit particulièrement brillant et talentueux. Il n'est pas encore Professeur de médecine, mais va le devenir assurément. Ils ont tous les deux un beau sourire : celui de mon ami est franchement épanoui, celui du médecin reste professionnel, mais ne cache pas sa joie.

C'est l'anatomo-pathologiste venant m'annoncer un peu plus tôt que prévu les résultats : ce n'est pas un cancer ! C'était bien un kyste, d'origine congénitale et d'un genre particulier. Surtout, il a explosé dans mon abdomen sans que je m'en rende compte, donnant cet aspect de métastases disséminées sur tout le péritoine.

Je n'explose pas de joie, je n'en ai pas la force. Je me laisse couler dans un océan sans qualification et me dis que j'ai eu bien raison de ne pas me laisser envahir par la morosité ambiante, ni contaminer par les oiseaux de mauvais augure.

L'anatomo-pathologiste ajoute : « C'est un type de kyste qui peut apparaitre sur l'autre ovaire, aussi si vous voulez des enfants, ne tardez pas ! »

Les soignants sont revenus à peine détendus, cette fois gênés d'avoir eu tant de projections pessimistes à mon égard. Une seule infirmière, la même que précédemment, a mis des mots sur ce qu'elle ressentait : « On a eu très peur pour vous ! »

Que m'a appris cette histoire, à moi, jeune médecin, fraîchement sortie des bancs de la faculté, des stages en Centre Hospitalo-Universitaire et Hôpitaux Généraux, des nuits en service pour personnes âgées comme infirmière, des remplacements de médecine générale ?

Cela m'a montré à quel point les soignants sont inconscients de ce qu'ils véhiculent autour d'eux, en deçà et au-delà de leurs paroles. Face à quelqu'un dont la sensibilité est exacerbée du fait de ce qu'il vit (la position passive au fond d'un lit est un poste d'observation privilégié), ils sont transparents : les patients voient dans leurs yeux et leurs gestes, la peur – la leur et celle pour le patient – le manque d'assurance, l'agacement, la fatigue, les mensonges… Pour que le patient puisse être en confiance et se sentir soutenu, il est indispensable que leurs actes et ressentis soient en cohérence avec leurs paroles. Il ne s'agit pas d'être des robots, de ne plus rien ressentir. Bien au contraire, il s'agit de mettre des mots sur les émotions perturbatrices, qui, pensent-ils, ne devraient pas être là dans une vision d'idéal soignant qui n'existe que dans les manuels. Mettre des mots sur ce qui est là permet d'être en cohérence. Cela, le patient le ressent tout de suite, et c'est ce qui l'aide à trouver sa propre cohérence, dans son corps et sa vie morcelés par la maladie. Plus sa situation est grave et plus il a besoin de s'appuyer sur des soignants et accompagnants qui soient vrais, qui ne racontent pas d'histoires, de « salades ».

Il est donc complètement illusoire et nocif de vouloir « cacher la vérité » aux patients. Ceux-ci sont déjà les seuls à ressentir la réalité de ce qui se passe dans leurs corps. Et ils ressentent forcément qu' « on leur cache quelque chose. » Cette conspiration du silence est encore parfois demandée par la famille qui croit que cela fera moins souffrir (le patient ou eux-mêmes ?) Les soignants, et en particulier les médecins, doivent expliquer pourquoi ils ne suivront pas cette logique. C'est le plus sûr moyen de briser la confiance du patient, non seulement envers les soignants, mais également envers la famille. Cela exacerbe son sentiment d'isolement et sa souffrance psychique.

L'ignorance totale des soignants sur « comment se comporter psychologiquement avec un patient atteint de maladie grave » était criante : la discipline des Soins Palliatifs aura beaucoup à leur apporter sur ce point. Ces connaissances sont utiles pour la prise en charge de tout patient, pas seulement ceux en fin de vie.

Le langage non-verbal prime sur le langage verbal : si les deux sont en contradiction, le vrai est toujours du côté du langage non-verbal.

Cette expérience m'a enseigné une autre leçon : le très probable n'est pas certain. Il s'agit de vivre en s'appuyant sur le réel et non pas sur les projections des « possible, mais pas certain ».

Tant qu'une issue positive est probable, même dans la pire des situations, ne pas lâcher ce fil d'Ariane vers le positif. Lorsque c'est possible, tout mettre en œuvre (y compris le flux des pensées) pour que ce soit cet aspect de la vie qui advienne. Puis laisser-faire (le plus difficile pour moi !)

J'ai de nouveau contacté ce lieu de paix intérieure au cœur de la tourmente : cette fois la tempête était au niveau du corps. Celui-ci, pourtant, n'avait rien ressenti dans un premier temps.

La douleur physique peut faire basculer dans la folie. J'en ai vu la frontière. Entendre, dans un tel moment, que rien ne sera fait pour calmer votre douleur provoque un effroi indescriptible pour ceux qui ne l'ont pas vécu. (Les « c'est pas l'heure », « vous avez déjà eu un calmant », « vous avez déjà des grosses doses » sont venu remplacer les « c'est normal que vous ayez mal parce que… ») Cette douleur est ressentie de façon bien plus insupportable si le patient n'en connait pas la cause ou si cette dernière lui apparaît trop dérisoire au regard de l'intensité de la douleur. Dans mon histoire, c'est l'intensité de la douleur qui m'a obligée à en savoir plus. Les explications données, bien que difficiles à entendre, m'ont permis de mieux comprendre le pourquoi de cette douleur – l'ampleur de l'acte chirurgical – et l'ont rendu, tout de suite, plus supportable. La douleur est globale : « physico-psycho-socio-spirituelle » !

Ce vécu de trois jours face à une possible « maladie grave potentiellement mortelle » ne me permet pas de savoir ce que vivent les patients à qui ce diagnostic est confirmé et qui vivent cette épreuve erratique, parfois pendant des années. Tout au plus, m'a-t-il confirmé une capacité à ressentir et accueillir sans jugement ce qu'ils veulent bien nous en dire.

Je frémis encore en pensant à l'avis spécialisé donné par cette femme gynécologue appelé au bloc opératoire, de « tout enlever » (me rendant stérile et ménopausée à vingt-cinq ans !) au nom du principe de précaution, pourtant encore peu en vigueur à l'époque par rapport à aujourd'hui ! À quelques exceptions près, ce principe, associé à celui de la sécurité, nous emmurera tous vivants !

Enfin, ne pas attendre pour avoir des enfants !
Ainsi fut fait !

21

Larmes et pouvoir

Je suis dans le bureau des infirmières lorsque le mari de Lia frappe à la porte, le vendredi suivant. Nous avions pris l'habitude de l'appeler « son compagnon », comme il s'était présenté initialement, mais c'est en fait son deuxième mari. Ils se sont mariés quelques mois plus tôt après une phase d'aggravation de l'état de Lia.

Je lui propose un temps d'entretien dans le bureau médical : il refuse, reste debout de peur de déranger, maintenant que Lia n'est plus là.

Par quelques questions je l'invite à raconter, autant pour lui que pour moi et les membres de l'équipe, comment se sont passés les derniers jours, les dernières heures de Lia, la cérémonie et la sépulture… ses enfants étaient-ils présents ?

D'une voix calme et posée, il raconte : la lettre rédigée avait fini d'apaiser Lia. D'avoir posé par écrit, en bonne et due forme, ce qu'elle voulait pour ses enfants. Il avait senti une profonde détente et même plus, son sourire était réapparu. Ses amies et collègues s'étaient relayées auprès d'elle, par leur présence, cherchant des mots adaptés. Cependant, c'était elle qui les mettait à l'aise, trouvant une phrase pour chacune, remerciant et guidant chacun. Ses enfants étaient venus le samedi. Elle leur avait redit les dernières dispositions à leur égard : elle souhaitait qu'ils vivent chez leur père, mais que son compagnon (avec lequel elle avait vécu ces dernières années) puisse avoir un droit de visite. Puis elle avait eu des gestes d'amour et de tendresse pour chacun. Elle leur avait dit tout le bien qu'elle pensait d'eux, avec ce qui lui restait de souffle. Ensuite, elle lui avait demandé qu'ils soient raccompagnés auprès de leur père.

C'était la fin de l'après-midi, il l'avait laissée avec l'intention de revenir dans la soirée et de passer la nuit près d'elle.

Elle en avait décidé autrement : il avait été appelé par le service sur son portable une heure après, pour le prévenir qu'elle vivait ses derniers instants. Elle venait de s'éteindre lorsqu'il était arrivé. Même s'il le regrettait, il avait compris que c'était elle qui avait voulu l'épargner, faisant le choix de la collègue qu'elle avait sentie la plus solide pour accueillir ce passage de vie à trépas.

Il me décrit la cérémonie minutieusement préparée, se déroulant sans anicroche avec l'ex-mari et sa famille à elle, qui l'avait pourtant difficilement accepté en tant que second mari.

Et puis ce temps qui s'ouvre de l'après. Du vide, du gouffre de l'absence. Il reviendra nous voir, si nous le voulons bien, si c'est trop dur.

Bien sûr notre porte reste ouverte : c'est aussi notre rôle, notre mission, ce « suivi de deuil », ces rencontres des proches après le décès de la personne suivie par notre équipe. Je trouve important de le lui préciser pour qu'il n'ait pas de scrupules, la sensation de nous ennuyer, de nous faire perdre notre temps. « Ce temps qui ne devrait être consacré qu'aux personnes malades », dit-il, toujours debout, malgré mon invitation à s'asseoir dans le bureau infirmier, entre la photocopieuse, les deux téléphones qui sonnent régulièrement et les tasses de café.

Ce n'est que lorsqu'il est sur le pas de la porte que je le prie de bien vouloir m'excuser, d'avoir craqué. Il me coupe dans mon propos et me dit droit dans les yeux :

« Qu'un médecin pleure le rend plus humain. J'ai été touché par votre humanité. De tous les médecins auxquels a eu affaire Lia dans les différents établissements hospitaliers où elle a été soignée, je n'ai rencontré que deux médecins vraiment humains : une jeune femme interne dans la première ville où nous étions et vous. Vos larmes en étaient le témoignage. »

Cela me laisse sans voix. Que répondre ? Cela finit de faire tomber en moi une certaine image du médecin, représentation du pouvoir médical qui ne doit surtout pas montrer ses émotions, les contrôler en toutes circonstances, pour faire de la bonne médecine. Accueillir l'émotion qui vient, l'observer et agir de façon adaptée. S'il y a urgence, l'action et l'accueil de l'émotion se feront de façon simultanée. Le plus souvent l'action adaptée pourra prendre place après le reflux de l'émotion qui, telle une vague, vient et repart, souvent en quelques secondes lorsqu'elle est vue. Agir en toute humanité pour ce que requiert la situation et non pas en réaction à l'émotion. Car nier ses émotions fait des dégâts intérieurement en soi et extérieurement envers les autres : patients, familles, collègues de travail.

Depuis je ne crains plus de pleurer. En fait, je sens souvent les larmes affleurer et considère que ce n'est pas un problème si les personnes présentes voient mes yeux s'embuer. Au contraire, grâce au témoignage de cet homme, je perçois combien c'est significatif d'un partage d'humanité avec les personnes présentes, lorsque la situation suscite de telles larmes. Je n'ai en revanche plus fondu en larmes de nouveau devant des patients comme avec Lia. Je ne le crains plus. Depuis, en tant que médecin de Soins Palliatifs, je me garde bien de m'occuper des personnes que j'ai pu connaitre par ailleurs. Je les confie aux collègues de l'équipe. Richesses et intérêts du travail en équipe.

22

Réaction

Voici plusieurs jours que je ne suis pas allée voir monsieur Laurier. Pas eu le temps, pas pris le temps, donnant la priorité à d'autres patients ayant des symptômes physiques à soulager, ce qui n'est plus le cas de monsieur Laurier. (Notre rôle premier en Soins Palliatifs est de s'occuper des symptômes physiques avec des actions thérapeutiques ciblées, nécessitant une démarche médicale précise et pas seulement d'accompagnement. Ce n'est, cependant, pas l'objet de cet écrit.)

Je sais que les infirmières du service auront été attentives à lui, à l'écouter, à entendre ses réactions s'il a souhaité s'exprimer. Mais je sais aussi qu'elles ont peu de temps pour rester auprès d'un patient qui parle peu, pour lequel il faut avoir la disponibilité de saisir une remarque explicite au milieu de propos pragmatiques ou à la limite du délire.

Cet après-midi, après l'heure de sa sieste, je viens aux nouvelles et avec l'intention de croiser sa mère souvent là à cette heure-ci, malgré son grand âge et les kilomètres à effectuer en bus, pour venir au chevet de son fils.

Petit tour auprès de l'infirmière : elle n'est pas disponible, occupée dans une autre chambre. Celle qui m'accueille est de retour de congés et n'en sait pas plus. Je lis les transmissions « ciblées » dans le dossier infirmier : peu de chose de noté sur le plan psychologique. Sur le plan physique, son état est stationnaire, faisant envisager un transfert vers un service de « soins de suite », le retour à son domicile avec sa vieille mère n'étant plus possible.

Je frappe et je rentre. Monsieur Laurier est seul. Pas de famille. Plus de voisin pour se mêler de son histoire. Son fils n'est jamais venu.

Pas de photo au mur, ni aimantée sur le tableau blanc en face du lit du patient, ni sur la table de nuit.

Il est au lit comme toutes les autres fois.

— Bonjour monsieur Laurier.

— Bonjour

— Je vous vois toujours couché. Vous n'auriez pas envie de vous lever au fauteuil ?

— …

— Peut-être pas cet après-midi, mais demain matin pour déjeuner ?

— Non, pas vraiment, dit-il de son ton las.

— C'est trop fatiguant ?

— Oui et je n'en ai pas envie, car je suis dans un petit blockhaus, je suis enfermé ici.

— Vous avez la sensation d'être enfermé ?

— Oui.

— Vous savez que vous êtes à l'hôpital et d'ailleurs vous allez changer de service, cela vous fera sortir de ce bâtiment. Vous l'a-t-on dit ?

— Oui.

— Vous aurez une chambre avec vue sur les arbres et la verdure, au lieu de ne voir que le béton du parking. (Je ne veux pas aller plus loin, ce jour, dans l'exploration de cette sensation d'enfermement qui me parait si justifiée.)

— …

— … Et la lettre de votre fils, l'avez-vous lue ? dis-je, abordant le sujet sans vouloir être intrusive.

— …

— Qu'avez-vous pensé de sa lettre ?

— Je n'en ai pas reçu d'autre depuis.

— Vous aimeriez en recevoir d'autre ?

— Oui.

— Je vais le lui transmettre s'il me téléphone de nouveau. (Je n'ai pas l'intention d'en avoir de nouveau l'initiative, pour ne pas le bousculer dans cette situation suffisamment difficile pour lui aussi. J'attendrai que ce soit lui qui appelle pour prendre des nouvelles, ou s'enquérir des réactions de son père à son égard. Mais pour cela il me faut aller plus loin avec lui.)

— …

— Qu'en avez-vous pensé ?

— Cela m'a fait plaisir. (Je le laisse quelques instants savourer encore et encore ce plaisir.)

— Et la photo ? Je ne la vois pas. Nous pouvons l'accrocher au mur, si vous le souhaitez. Dis-je en lui montrant le tableau blanc où figurent simplement son nom écrit et quelques aimants en attente de documents à afficher.

— Je ne l'ai plus.

— Vous l'avez confié à quelqu'un ?

— Je l'ai cachée.

— Pourquoi ?

— …

— C'est votre jardin secret ?

— OUI… Depuis j'ai perdu ma mère… de vue.

— Vous voulez dire que vous avez confié la photo et la lettre à votre mère ?

— Oui.

Silence recueilli sur ce partage de confidences entre sa mère et lui, entre lui et moi.

— Je vous laisse pour ce soir. Je reviendrai vous voir la semaine prochaine ici ou dans l'autre service où vous allez partir bientôt.

Il ne m'a pas répondu, replongeant dans son état de conscience limite entre la veille et le sommeil, entre la cohérence et le délire tout imprégné de ce qu'il vit et donc encore riche de sens pour qui veut bien chercher et suivre ce fil ténu. Donner du sens à ce qui se vit là, pour lui, pour ses proches présents et absents. Ce qu'il dit mérite d'être entendu, même si au départ cela peut paraître étrange.

Je vais téléphoner à sa mère que je n'ai pas vue récemment.

Au téléphone elle me confirme que son fils lui a remis courrier et photo comme on confie un trésor à mettre en lieu sûr. Elle-même a été très touchée par ce qu'elle avait pu lire et d'avoir enfin des nouvelles de son petit-fils.

23

Samedi

C'est le festival annuel de peinture de ce petit village. Je suis venue en bicyclette avec du matériel divers pour dessiner et peindre. Me poser au bord de l'eau. Concentrer mon esprit dans la contemplation. N'être plus que des yeux qui voient et transmettent à ma main courbes et obliques. Pour ne plus penser. Pour chasser l'enchaînement des faits et des actes de la veille. Me ressourcer, me revitaliser, laisser la vie s'épanouir, circuler dans mes veines jusqu'au bout des doigts.

Le temps climatique est agité : vent, pluie qui menace. Le temps chronologique est suspendu. Je me suis assise sur des marches métalliques vert-de-gris et rouillées qui descendent au bord de la rivière. Je dessine ou plutôt je jette à coups de feutre fin, noir, les contours et détails de la maison d'en face, maison étonnante à la forme tout à fait inhabituelle pour cette région et devant laquelle j'ai choisi de m'arrêter. La pluie m'interrompt en provoquant de grandes auréoles sur l'encre noire. Je referme le carnet à croquis et pars faire le tour des peintres postés tout du long de la rivière, en action, qui à la peinture à l'huile, qui à l'aquarelle sous de grands parapluies, qui au crayon à petits traits précis, qui à grands traits. Les tenues des peintres ne manquent pas de charme, ici l'habit ou plutôt la blouse fait le peintre : majoritairement blanche avec juste ce qu'il faut de couleurs diverses essuyées négligemment dessus. Un homme à la belle soixantaine arbore une vareuse de marin breton d'un rouge délavé virant à l'orangé-rose, ponctué de quelques taches vertes, bleues et jaunes d'un chic indiscutable. La blouse est souvent complétée d'un chapeau : feutre en cloche protégeant élégamment de la pluie, paille de toutes formes pour le soleil, chapeau de ficelle grise dans laquelle a été fixée une palette pleine de couleurs, pour le plus original.

Diversité de ce qui s'étale sur les toiles, alors même que ces peintres du samedi sont presque à touche-touche et reproduisent tous le même paysage qu'ils ont sous les yeux, car tel est la contrainte imposée de ce festival.

La pluie a cessé, je retourne à mon poste. Je finis le dessin puis passe à la couleur. Vert foncé des volets, gris des ardoises, noir des barques sur l'eau ou retournées sur le bord en herbe.

— Ah, vous êtes la seule à peindre la maison maltaise !

Je me retourne, c'est un homme âgé, appuyé sur sa canne.

— Une maison maltaise ? Je connais les extérieurs de cette maison depuis des années et je n'avais jamais entendu cette expression.

— Oui, une maison méditerranéenne. Vous voyez cette hauteur de murs au-dessus des fenêtres du premier étage, et bien c'est pour la chaleur, même si, ici, la chaleur n'est pas vraiment un problème.

— Vous connaissez l'intérieur ? vous y êtes déjà entré ?

— Non, jamais.

— Savez-vous qui l'a fait construire ?

— Eh non…

Dommage, j'aurais bien voulu connaître l'histoire de l'armateur maltais venu se retirer loin de ses rivages, à moins que ce ne fût une femme enlevée par son amoureux de passage et nostalgique de son île. Connaître les parcours de vie, la trajectoire qui amène une personne ici et maintenant.

— Je vous laisse continuer ! dit-il en s'éloignant d'un pas ample et lent malgré et avec sa canne.

Je n'ai pas lâché mon pinceau. Rouge, pour les deux rangées de briques qui égayent les piles de pierre de chaque côté du portillon et de la grille d'entrée. Rouge inhabituel, la coque de la barque qui passe. Pointe de rose pour les roses trémières au bord de l'eau. Rose-rouge les géraniums accrochés aux deux balcons des quatre portes-fenêtres. Et de nouveau la pluie. Je me penche sur mon carnet pour le mettre à l'abri de mon corps et continuer.

Puis je plie bagage, enfourche de nouveau ma bicyclette pour faire le chemin inverse : dix kilomètres en longeant la rivière.

Sous la pluie, j'appuie sur les pédales. Le vent me pousse cette fois. Mes yeux continuent d'accrocher le jaune des nénuphars – parmi eux un nénuphar jaune bordé de blanc a trouvé place – un tuyau en plastique bleu qui fait barrage aux lentilles d'eau et autres herbes pour un pêcheur organisé. Le blanc des bornes de pierre reconstituée, juste installées, qui ponctuent le chemin tous les cinquante mètres : décision d'un technocrate ou fanatique du Petit Poucet. Le violet des grappes de butleya. Et les infinis de verts : arbres, herbes, eau…

Un banc : lattes de bois grisées par les intempéries, serties d'acier violacé. Je continue à pédaler pensant au feu de cheminée que je vais allumer à l'arrivée en ce jour d'été.

Je me ravise. Je fais demi-tour, descends de vélo, mets la béquille et m'allonge sur ce banc sans dossier.

Allongée sur le dos, les mains posées sur le ventre, la similitude de la position fait remonter à ma conscience la pensée de l'homme mort vu hier.

Je n'avais encore jamais vécu une telle chronologie :

Fin de journée de travail, fin de semaine aussi, lorsque l'on pense pouvoir partir pas trop tard. Pour profiter un peu de la fin de ces belles journées d'été. Le fax se met en action dans le secrétariat. Un bon de demande d'intervention rempli par un cardiologue pour un patient qui semble souffrir, mais ne s'exprime pas. Il n'est pas calmé par les antalgiques déjà prescrits. « Pouvez-vous venir ? »

Cela ne peut pas attendre lundi. Nous y allons à deux soignants. Monter trois étages, par l'escalier bien sûr, trouver l'infirmière qui connait le patient. Et le médecin ? Il donne des consultations externes et n'est pas disponible dans l'immédiat. Sortir le dossier médical, le dossier infirmier. Reconstituer la chronologie des faits.

D'où vient-il ? D'une maison de retraite, c'est un homme très âgé qui a une maladie d'Alzheimer. Sa femme est restée vivre dans leur maison.

Depuis quand est-il à l'hôpital et pour quelles raisons y a-t-il été envoyé ? Il est arrivé il y a trois jours, pour une détresse respiratoire, aux urgences. Il faisait une infection broncho-pulmonaire. Pas de place en pneumologie, il est resté vingt-quatre heures en hospitalisation aux urgences. Puis transfert dans le service de pneumologie. Le lendemain, un bilan sanguin fait suspecter un infarctus, il est transféré en cardiologie.

L'infirmière du service de cardiologie se désole : « Il est évident qu'il souffre et depuis la veille, il n'a eu que du paracétamol injectable. Je ne comprends pas qu'il soit dans ce service. Nous, nous ne sommes pas formés pour prendre en charge ces patients qui relèvent de Soins Palliatifs. Je ne comprends pas pourquoi il n'a pas été transféré en médecine gériatrique. Nous nous sentons complètement impuissantes ! »

Nous allons avec elle dans la chambre. L'homme est d'une grande maigreur, son visage émacié est transpirant, d'une grande pâleur. Il s'agite et grimace. Sa peau est froide sous ma main. Il ne répond pas à mes questions. Mais son corps exprime fort son inconfort. Je soulève le drap : ses jambes décharnées sont marbrées, violacées. Il a une escarre débutant aux deux talons. Cet homme est manifestement à l'agonie.

Pourtant, sa tension artérielle et son pouls sont normaux.

L'urgence n'est plus de le faire vivre à tout prix, mais de le soulager de ses douleurs physiques au plus vite. L'infirmière étant repartie vers d'autres tâches, je dis au patient, malgré son absence de réaction, que je vais aller demander à l'infirmière de lui faire une injection pour le soulager.

Je sais que sa femme a été prévenue de l'état critique de son mari. Pourquoi n'y a-t-il personne de sa famille auprès de lui ? Je ne sais pas. Il faudra s'en occuper dans un deuxième temps.

Je vais dans la salle de soins. Compte tenu de l'inefficacité du paracétamol chez ce patient, je demande à notre jeune interne de calculer les doses de morphine nécessaire pour l'injection à faire sans attendre, puis pour lui installer un pousse-seringue électrique afin d'administrer une dose filée et continue. J'écris mes propositions thérapeutiques et discute avec le médecin du service, sorti de ses consultations pour nous rejoindre. Car il faut aussi adapter son traitement pour l'encombrement respiratoire, la bouche très sèche et sale...

L'infirmière revient la seringue à la main, le visage désolé :

— Je crois que c'est trop tard...

— C'est vrai ?... Avant ou après l'injection de morphine ?

— Avant.

Je pose la question, car lorsque la vie ne tient qu'à un souffle, qui semble à tout instant le dernier, si le décès survient au bout de la seringue ou juste après, le soignant non formé à ces techniques, peut imaginer que c'est son injection qui a tué le patient, alors même que c'est la vie qui trouve naturellement son terme à cet instant. La dose était prévue juste pour calmer ses douleurs et en aucun cas pour précipiter son décès. Mais là, l'infirmière n'a pas eu le temps de lui faire cette injection.

Nous nous sommes levés, le médecin du service, l'interne, l'infirmière et moi-même pour retourner dans la chambre. Le patient ne respire plus. L'expression de son visage est paisible.

— C'est vous qui lui avez fermé les yeux ?

— Non, ils étaient fermés.

J'ai la main sur l'épaule de cet homme que je n'ai pas eu le temps de connaître. Je ne me sens pas émue, juste désolée d'arriver trop tard dans cette bataille qu'il a mené, pourtant entouré par des soignants attentifs, mais qui n'ont pas osé, une fois de plus, mettre le patient sous morphine. Par peur – à tort – de provoquer la mort. Celle-ci est venue, mais le patient n'a pas eu une fin confortable, transféré de service en service, dans une démarche qui avait sa propre logique, une logique curatrice et hospitalière inadaptée à son état et son grand âge. N'aurait-il pas mieux valu qu'il reste dans sa maison de retraite ? N'y a-t-il pas un âge, un moment pour mourir ? Que la mort survienne entouré des soignants de la maison de retraite devenus ses proches, parait infiniment plus adapté que ce qu'il a vécu au cours de ces quatre derniers jours, ses quatre derniers jours de vie, à l'hôpital. Seul.

Je quitte le service avec la vague culpabilité de laisser aux autres le travail ingrat : celui de la toilette mortuaire. Plus ingrat encore lorsqu'il s'agit d'un patient que l'infirmière et l'aide-soignante, qui vont procéder à cette ultime étape, n'ont pas eu le temps de connaître, ni d'accompagner.

La toilette mortuaire, ce n'est plus mon travail. J'estime que le mien, celui de médecin de Soins Palliatifs s'arrête au dernier souffle. Prévenir l'épouse. Elle avait demandé de ne pas être appelée la nuit. Il est dix-huit heures.

Je suis toujours sur le banc, allongée de tout mon long.

Ma journée n'était pas finie après ce patient de cardiologie. Il me fallait encore dicter du courrier de consultations et surtout téléphoner à l'ex-femme de monsieur Laurier pour qu'elle prévienne le service dès la naissance de son petit-fils ou de sa petite-fille.

Entre cette mort, cette prochaine naissance, l'enchaînement de ces tâches toutes délicates, demandant en permanence de trouver les mots justes, l'attitude juste, je me sentais vaciller. Je me suis assise à mon bureau. Allais-je me faire un thé pour me donner l'énergie de mener à bien ces dernières tâches de la semaine ?

Non, j'ai fait le choix de finir tout cela au plus vite pour sortir au grand air. Sortir de ce bureau confiné, si petit, donnant sur une cour intérieure où se déverse l'air chaud des climatiseurs des services voisins, et dont notre service est dépourvu. Ce bureau d'où l'on ne voit un bout de ciel que plaqué contre les vitres. Mais, en cette fin de semaine, cette réalité ne faisait plus jaillir de colère, juste de la lassitude.

C'était un répondeur : j'ai laissé un message. Délicat et hasardeux, mais nous étions vendredi soir. Je ne voulais pas que monsieur Laurier décède avant de savoir qu'il était grand-père. Depuis qu'il a reçu la lettre de son fils lui annonçant sa prochaine paternité, il attend. Malgré sa confusion, il a bien repéré le mois prévu pour la naissance.

Mes bras ont lâché la position du mort et pendent de chaque côté du banc, effleurant l'herbe haute de ce pré à vaches. La pluie reprend et vient se glisser sous mon tee-shirt. J'ai les yeux encore fermés. Derrière mes paupières, le noir et le blanc de l'hôpital sont venus masquer les couleurs de l'après-midi. De quelle couleur sont les gouttes de pluie ? Bleu comme le ciel ? Transparentes, translucides ? J'ouvre les yeux tout en me relevant comme pour vérifier : ils sont éblouis par le jaune fluorescent du gilet de sécurité d'un cycliste que je n'avais pas entendu. Il passe et file sur le chemin de halage.

Je remonte sur mon vélo et pédale, toujours sous la pluie. Une poule d'eau noire avec son bec rouge traverse la rivière de son mouvement pendulaire de la tête. Trois minuscules têtes noires émergent de l'eau, noires dans l'ombre de la berge. Trois minuscules jeunes poules d'eau, noires comme la vie, ponctuées du rouge franc de leur bec.

Encore le jaune de la bouée dans la partie élargie du plan d'eau, puis la débauche de fleurs par-dessus les clôtures des maisons, l'orange des clochettes d'une bignone dégringolant des murs…

Allumer le feu : flammes rouges, jaunes, oranges, vertes, bleues, violettes, blanches fusion de toutes les couleurs… Blanches comme les mains de l'homme qui s'en est allé.

Certains soirs, il n'est pas facile de laisser ce travail à sa place : à l'hôpital. De fermer la porte de son esprit en accrochant sa blouse à la paterne et de ne plus penser à ces patients, à leurs histoires, leurs problèmes médicaux, leurs souffrances, aux remarques pertinentes des collègues…

Tout cela danse devant mes yeux avec les flammes. Celles-ci finissent par m'absorber.

24

Réanimation

Il est entouré d'une batterie de pousse-seringues électriques vert-pomme, de tubulures transparentes amenant les très puissantes drogues tonicardiaques ; l'oxygène barbotte dans l'humidificateur avant de rejoindre le masque à oxygène plaqué sur le visage de l'homme, pâle, très pâle.

Il est traversé par des soubresauts furtifs dans les muscles de son visage, de son épaule droite puis de sa main gauche avant de repartir dans un autre endroit de son corps amaigri, très mince. Sa grande stature déborde du lit métallique de cette chambre d'hôpital où il vit maintenant depuis des semaines, dans un service de médecine. Ce n'est pas un service de réanimation.

Ses yeux sont grands ouverts, il lutte pour les garder ainsi, alors que ses paupières veulent spontanément se clore. Il lutte pour ne pas plonger dans la nuit du dernier sommeil, pour ne pas plonger dans un néant inconnu.

L'adrénaline à fortes doses, celle délivrée par une des machines, plus la sienne, lui bouscule le cœur, les reins, le cerveau, peut-être pour rien. Il est encore trop tôt pour le savoir. Sa tension artérielle qui était descendue en-dessous de 5, est légèrement remontée.

Je l'ai reconnu lorsque je suis entrée dans la chambre. J'étais intervenue auprès de lui un mois auparavant en l'absence de ma collègue qui le suivait ; il était alors en chirurgie. J'ai reconnu sa silhouette longiligne, ses cheveux encore bruns. Et son regard, ce regard qui me fixe un instant puis s'évade, flotte, erre de droite à gauche. Je lui parle, pose une question simple à laquelle il pourra me répondre par oui ou non, par la voix, un signe, un hochement de tête ou un battement de cils… Rien, pas de réponse, pas de lueur ou de frémissement dans le regard pouvant témoigner de sa compréhension. Il n'est pas dans le coma, mais son esprit est déjà ailleurs.

Jusqu'où aller dans cette réanimation ? Jusqu'à quelles doses, quelles techniques ? Pendant quelle durée lui infliger cette surstimulation adrénalinée ? Pour quelle vie ? Trois jours de plus au fond d'un lit d'hôpital ? Pour sa femme ? Elle n'accepte pas qu'il aille mal, que son cancer évolue, que la chimiothérapie ne fasse pas d'autres effets que de provoquer des complications : agression de ses cellules sanguines obligeant à lui transfuser des globules rouges, des plaquettes.

Pourquoi faudrait-il que son épouse accepte des événements aussi dramatiques ? Au nom de quoi ? Du principe de réalité ? Que l'on ne peut pas vivre éternellement, que nous sommes tous appelés à mourir, certains plus tôt que d'autres ? Et que justement son mari fait partie de ceux-là ? Parce que la vie en a décidé ainsi et que ce n'est pas forcément les médecins qui n'ont pas fait leur travail correctement ?

C'est son leitmotiv : les médecins ne font rien. Les chimiothérapies, les discussions pluridisciplinaires, les traitements en tous genres qu'il a actuellement : tout cela n'est rien, car son mari va de moins en moins bien. Il va franchement très mal. Elle le voit, elle le sait, mais ne veut rien entendre. Si, une seule chose : elle veut entendre qu'elle n'est pas la seule à garder espoir, envers et contre tout, car si elle cesse d'y croire, si elle ne s'accroche plus à cet espoir, alors, vraiment, cela sera la fin et cette pensée est déjà en soi, insupportable, inimaginable.

Je suis venue afin de répondre à l'appel des infirmières qui ne comprennent plus, qui ne trouvent plus de sens à ce qu'elles font en appliquant les prescriptions médicales. N'ajoute-t-on pas de la souffrance à ce patient par tous ces traitements ? Est-on encore dans le soin, le prendre soin ? N'est-on pas dans l'acharnement thérapeutique, un acharnement qui n'a plus sa place et qui a basculé dans une « obstination déraisonnable » ?

Elles nous ont appelé en prenant le prétexte de refaire le point sur la douleur du patient et de la nécessité d'accompagner sa femme (elles souhaitent que nous l'aidions à cheminer vers une acceptation de la réalité), afin que le médecin ne prenne pas ombrage d'une remise en question directe de sa prise en charge du patient.

L'une de ces infirmières m'explique les évènements depuis quarante-huit heures : la nécessité de le transfuser, puis la chute de tension artérielle, la mise en place d'une première molécule tonicardiaque, puis heure après heure, une deuxième et une troisième. Devant l'absence d'effet chez ce patient qu'elles voient si fatigué depuis des jours et des semaines, elles s'interrogent : ne serait-il pas plus adapté de le laisser tranquillement partir ? (Pour ne pas dire mourir.)

Mais voilà sa femme est là. Elle ne veut pas accepter cette réalité qui parait si visiblement inéluctable, me dit l'infirmière. Mais peut-elle l'accepter ? Surtout, n'est-il pas légitime, logique de sa part, de lutter, de se battre pour que le maximum soit fait pour son mari ? Tant qu'un médecin ne lui aura pas dit que tout ce qui était possible a été entrepris, mis en œuvre, poursuivi ? Mais, que malgré cela, son état empire de manière irréversible et sans espoir ? Et alors seulement, elle pourra, peut-être, commencer à entendre que ce qui importe désormais, c'est de privilégier la limitation des souffrances, et notamment celles qui sont induites par son traitement, en arrêtant les perfusions de molécules qui le bousculent.

Elle n'en est pas là. Il lui manque des étapes intermédiaires. Jusqu'ici, elle a toujours refusé les propositions d'entretien et d'accompagnement psychologique. Les infirmières du service ont du mal à communiquer avec elle autrement qu'en accueillant ses reproches quotidiens et répétés.

Je me mets en quête du médecin qui a fait les prescriptions. Une chance ! Il n'est pas loin et disponible :

— Bonjour, je suis venue voir monsieur Peuplier. Les infirmières trouvent son état vraiment inconfortable. S'est-il aggravé depuis lundi ?

— Oui, du fait de ses lourds antécédents cardiaques, il a décompensé.

— Oui, j'en ai vu la longue liste.

— J'ai dû aller voir les cardiologues pour ajuster son traitement et comme cela ne suffisait pas, j'ai appelé un réanimateur compte tenu de l'attitude de sa femme. Mais je lui ai clairement dit qu'il y a des limites que je ne franchirai pas, comme celle de l'intuber et de le ventiler.

— A-t-il décompensé après sa dernière chimiothérapie ?

— Oui.

— C'était sa combientième ? La deuxième ou troisième…? De sa première ligne de chimio, c'est cela ?

— La deuxième cure de sa première ligne. Le diagnostic est tout récent.

— Oui, c'est ce que j'ai vu. Donc, d'après ce que je comprends : vous ne savez pas encore si cette chimio est efficace ou pas. Là, il décompense du fait de ces anciens problèmes cardiaques et non pas de son cancer. Donc, il est légitime, pour le moment, de mettre en place ces thérapeutiques de réanimation, pour essayer de lui faire passer cet état critique.

— Oui, il me semble que c'est légitime. C'est pourquoi j'ai appelé aussi un réanimateur, pour déterminer s'il y avait un transfert envisageable en réanimation. Mais, c'est clairement « non », compte tenu de sa pathologie cancéreuse qui évolue.

— Et le patient, a-t-il exprimé ce qu'il souhaitait quand il pouvait encore parler ? A-t-il écrit des directives anticipées ?

— Il s'alignait sur ce que disait sa femme. C'était elle son porte-parole.

— D'après ces éléments, cela me paraît logique de poursuivre aujourd'hui ces traitements. Et du fait de la demande de sa femme. Mais, si demain il est toujours dans le même état et sa tension artérielle toujours aussi basse, que comptes-tu faire ?

— Je ne baisserai pas les doses.

— Même si on voit qu'il n'y aura plus d'amélioration possible et combien cela l'empêche d'être paisible ?

— Non, vis-à-vis de sa femme, je ne pourrai pas baisser les doses.

— Et, en lui expliquant avant toute modification, combien ces traitements ne peuvent plus améliorer sa situation et que, de plus, ils participent à son inconfort actuel ?

— Elle ne l'entendra pas.

— OK, on verra demain. Il y a un autre point : ce sont les infirmières qui, là, ne comprennent pas les traitements actuels. Elles expriment même leur malaise à devoir réaliser des actes infirmiers dont elles ne perçoivent pas le sens. Cette perte de sens est très difficile à vivre pour elles. Elles ont besoin d'explications. Pour elles, c'est de l'acharnement thérapeutique ou plus exactement pour reprendre les termes de « la Loi Léonetti », un acharnement qui est en train de basculer dans de l' « obstination déraisonnable ». Il me parait important de leur donner les éléments dont on vient de discuter, qui font dire que c'est un acharnement légitime, qui doit et peut être entrepris et poursuivi, à condition de s'interroger régulièrement sur leur finalité. Peut-être que demain le même traitement sera de l'obstination déraisonnable. (En même temps que je lui parle, je mesure à la fois son scepticisme, un léger agacement à devoir se justifier et un intérêt à mettre les choses au clair en prenant en compte l'ensemble de la situation.) Je te propose de venir avec un autre membre de l'équipe aux moments des transmissions des infirmières, en début d'après-midi demain, pour parler avec elles de tout cela ? Cela serait bien si tu pouvais y être aussi.

— Je suis tout à fait d'accord, par contre je ne pourrai pas être là.

— Dommage, nous te ferons une synthèse de ce qui aura été dit.

— D'accord.

— Je vais en informer les infirmières et le cadre de santé.

En quittant le petit bureau où a eu lieu cet échange, je passe par la salle de soins, fais un bref résumé à l'infirmière s'occupant du patient, en mettant en avant les antécédents cardiaques du patient : elle n'était pas au courant.

— Je comprends mieux. C'est complètement différent et cela redonne du sens à ce que je dois lui faire. C'est important aussi pour mes collègues de pouvoir en parler demain. D'autant plus que nous avons, en ce moment, plusieurs situations particulièrement lourdes avec des patients qui ne vont pas bien du tout.

— À demain alors.

Je fais le choix de ne pas retourner dans la chambre. Le patient ne peut plus répondre à mes sollicitations, et Madame ne veut pas répondre à celles qui lui ont été proposées à maintes reprises tant par les soignants du service que par l'équipe de Soins Palliatifs, car, dit-elle « cela ne changera pas la situation de mon mari ». Certes, mais nous connaissons les vertus apaisantes pour le patient, d'un proche calme et lui-même apaisé.

Mais « À l'impossible, nul n'est tenu » : cela vaut autant pour elle que pour nous.

25

L'aveugle et l'enfant

« Vous ne faîtes rien ! » reprochait l'épouse de monsieur Peuplier, malgré tous les actes objectivement réalisés. Les traitements médicamenteux administrés, mais aussi tous ces gestes dits « techniques » effectués par les infirmières, médecins, kinésithérapeutes ; tous ces soins du corps prodigués avec attention par les aides-soignantes ; tout cet accompagnement poursuivi par petites touches par les uns et les autres.

Qu'est-ce que « faire » ? Est-ce « faire » beaucoup d'actes techniques, mais qui ne valent « rien » tant qu'ils ne guérissent pas le malade ? Qu'est-ce qui transforme le « rien » en « quelque chose » ou en « beaucoup » ?

Qu'est-ce vraiment que « ne rien faire » ? Est-ce que cela existe encore dans nos hôpitaux occidentaux où presque toute personne entrant aux urgences a « droit » à un bilan sanguin, radiologique… ?

Le ressenti du « faire » ou « ne pas faire », par les patients et leur entourage, est certainement d'une autre nature que la liste des actes objectifs.

De temps à autre, des familles nous font part de ce qu'elles ont entendu : « On nous a dit qu'il n'y avait plus rien à faire, qu'il est condamné. » Alors même que le patient est là debout sur ses jambes !

J'éprouve à chaque fois une bouffée de colère envers le collègue qui a osé prononcer ces mots ! Pensant bien faire (encore faire !), et sans doute inconscient de ce que de tels propos peuvent provoquer comme ravages : ils sont toujours inexacts, si l'on tient compte de ce que peuvent apporter les soins dits « palliatifs ». Cependant, qu'est-ce qui a été dit exactement, par le médecin ? Et qu'est-ce qui a été entendu, compris par la famille ? Il y a pu y avoir un décalage.

Ce que le médecin a voulu dire c'est qu'il n'y aura plus de chimiothérapie, plus de radiothérapie ou d'autres traitements spécifiques de la maladie. Mais il y a encore tant à faire pour ce patient là ! Y compris des traitements, des prises en charge qui, bien que non spécifiques à sa maladie, amélioreront sa qualité de vie et en conséquence prolongeront souvent sa durée de vie. « Faire » aussi ce qui peut paraître « peu » médicalement parlant, mais qui peut être « beaucoup » d'un point de vue humain.

C'est aussi « ne rien faire » parce que l'on pense ne pas avoir « le » médicament adéquat : ceci est bien réducteur de la dimension du soin.

J'ai découvert cela au Cameroun, il y a bien longtemps : une histoire qui reste silencieusement présente à ma mémoire et qui explique sans doute ma conviction qu'il est toujours possible de « faire », y compris dans sa dimension essentielle de l' « être là » auprès de la personne qui a besoin ou qui demande de l'aide.

J'ai débuté ces premières années de médecine où l'on n'apprend pas encore à soigner (les études de médecine apprennent-elles à soigner ? À traiter, oui !) Avec ma sœur et ma cousine, nous partons en vacances rejoindre un cousin en coopération civile, comme professeur au Cameroun. C'est dans le sud-ouest du pays, une région volcanique. Un week-end nous partons avec des amis faire une randonnée pédestre dans ces montagnes, anciens dômes et cratères éteints depuis longtemps, et recouverts de végétation luxuriante.

C'est pour moi la découverte de la marche en montagne. (Il m'a fallu parcourir tous ces kilomètres en avion pour apprendre cela !) J'essaie d'avancer, la pointe du pied en premier, je m'essouffle… je suis bien embarrassée, moi qui me considère comme une bonne marcheuse ! Oui, mais en terrain plat !

Mon cousin s'apercevant de mon désarroi et de mon inexpérience vient se positionner à côté de moi et me montre :

— Toujours le talon en premier, même si cela tire derrière le
    mollet. Fais des petits pas… encore plus petits… encore plus

petits : ton talon peut presque toucher la pointe du pied précédent. (À ce rythme on n'est pas prêt d'arriver ! Mais je vois bien que mes pas trop grands m'essoufflent très vite.)

— …

— Adapte la taille de tes pas à ton souffle. N'avance pas plus vite que ton souffle ne le permet.

Il est à mes côtés. Lui, nettement plus grand, est aguerri à ces marches en montagne. Il cale ses pas sur mon rythme. Bel exemple d'accompagnement !

La pente est raide, il n'y a pas vraiment de chemin, c'est une sorte de pâturage. Nous montons tous de front, en droite ligne vers la crête. Nos pieds s'enfoncent dans la mousse qui amortit nos pas.

J'ai beau diminuer la taille de mes enjambées, me résoudre à poser le pied juste devant la pointe du pied précédent, c'est encore trop, je manque d'air. Il me faut m'arrêter régulièrement pour ralentir le rythme de mon cœur.

Enfin ! Ce que je crois être le sommet !

Pas encore ! La vue se dégage sur un moutonnement de dômes volcaniques aux formes arrondies et recouvertes de forêts qui nous dominent. Nous redescendons d'un pas alerte dans le vallon avant la remontée suivante. Sur le flanc de la colline apparait un sentier ou un chemin à vaches. Un peu au-dessus, une case, puis une autre, d'où s'échappe de la fumée. Loin de tout village et de toute route carrossable.

Un homme descend à grands pas de la case la plus éloignée. Il est loin encore, il vient vers nous : grand homme noir coupant à travers la lande pour être là lorsque nous passerons à côté de la première maison. Un deuxième homme y est assis, sur le seuil. C'est un vieillard. Le premier homme, plus jeune, s'exprimant en langue locale, nous fait manifestement une requête avec de grands gestes vers l'homme assis. Je vois les yeux du vieillard et je comprends sa requête avant même la traduction par mon cousin.

Ses yeux sont vitreux et purulents.

Mon cousin a déjà répondu que nous n'y pouvons rien, que nous n'avons pas de médicaments.

Le premier homme insiste pendant que le deuxième ouvre ses mains et ses yeux et murmure une demande d'aide manifeste.

Nous ne nous sommes pas arrêtés et avons poursuivi notre chemin, forts de la certitude de ne pouvoir rien faire.

Je suis alors d'une grande timidité, je reste donc silencieuse. Mes pieds continuent à avancer pour suivre le groupe, mais mon esprit imagine déjà la scène. S'il y a de la fumée, c'est qu'il y a du feu. S'il y a une habitation et des hommes, il y a forcément de l'eau. Faire bouillir de l'eau, y tremper un tissu pour essuyer, laver les yeux. Leur montrer que même sans médicament, des gestes adaptés sont possibles et qui sait ? Avec la foi dans le pouvoir de guérison de ces hommes de passage et des soins d'hygiène, l'état de ses yeux se serait peut-être amélioré.

Le « prendre soin », le « care » en anglais, différent et tout aussi important du « to cure », c'est-à-dire « traiter pour guérir ». Une seule lettre de différence entre ces deux mots pour signifier des intentions différentes et pourtant complémentaires. Certes, l'objectif prioritaire est celui de la guérison. Mais quand celle-ci n'est pas possible, faute de moyens ou de possibilité de guérison, il y a encore tant à faire, c'est le « prendre soin ».

À cette époque, je n'ai pas encore étudié de près l'effet placebo si mal compris et si puissant, pouvant agir dans toutes les maladies. Je suis, pourtant, déjà convaincue de ses effets.

Nous sommes déjà loin dans la montagne. Nous arrivons à la crête suivante. La vue est magnifique : dominant un cratère d'au moins cinq cents mètres de large, le fond est en contrebas d'une bonne centaine de mètres, avec une rivière se jetant dans un lac, un troupeau de buffles paissent tranquillement, paysage de savanes parsemé d'arbres à la frondaison en parasols. Cela a des allures de paradis, de premier matin du monde.

Je vois toute cette beauté et en même temps je suis restée en pensée auprès du vieillard. Je me vois lui prodiguer des soins simples, sans prétention, des moyens d'hygiène effectués avec conscience, pouvant déjà améliorer son état et lui signifier que l'on prend soin de lui.

Au retour, c'est sûr, en repassant à côté de la case en pierres de montagne, je demanderai à mon cousin que nous nous arrêtions.

Dans l'immédiat, nous cherchons le départ du sentier qui nous fera descendre au fond du cratère. La végétation est dense sur ses flancs. Nous poursuivons notre marche. Un bon tiers de cet immense cercle est déjà parcouru et toujours pas de sentier en vue. Les plus téméraires – ou inconscientes – ma sœur et ma cousine, décident d'emprunter une ébauche de chemin qui se perd très vite dans les arbres. Pas question pour elles de faire demi-tour. Nous voici descendants en désescalade d'arbre en arbre, glissant, nous raccrochant aux branches, au sens propre du terme, sur cette pente à pic où la végétation touffue a au moins le mérite de me protéger du vertige. Impression d'une descente sans fin, vigilance de chaque instant pour trouver la bonne prise, le bon point d'appui sur ces branches recouvertes de lichen au nom imagé de « barbe de Saint-Antoine ». Enfin, nous retrouvons un sol plat, gorgé d'eau, pour poursuivre notre randonnée.

L'audace de ma sœur et de ma cousine et la marche en avant de tout ce petit groupe contrastent avec notre passage impuissant auprès de l'aveugle et mon incapacité à proposer un minimum de soin.

Nos pas ne nous ont pas reconduits près de lui et des dizaines d'années plus tard, il est toujours là, devant mes yeux, symbole de ces gestes non faits, de cette attitude, de cet accueil qu'il est toujours possible d'offrir si tant est qu'on le veuille et que l'on ose !

C'est, également bien des années plus tard, que j'apprendrai que l'audace est une des qualités particulières dont seraient pourvus les soignants faisant le choix de travailler en Soins Pallia-tifs. Cette capacité à aller de l'avant, surtout lorsque le résultat n'est pas assuré, en étant convaincu de la possibilité de réussite. Il ne s'agit pas de faire semblant, d'agir pour dire que l'on a fait quelque chose ou pour montrer au patient que l'on s'occupe de lui, tout en étant convaincu de l'inutilité de nos gestes. Non, mieux vaut s'abstenir dans ce cas là, surtout ne pas faire semblant ! C'est être totalement convaincu soi-même que notre présence, en tant que soignant, notre présence entière – là – auprès du patient est déjà thérapeutique, avant même tout soin. S'y ajoute l'action propre des gestes prodigués – actes dits « techniques » – que cela soient ceux d'une toilette ou de médicaments donnés.

Une ou deux années après le séjour au Cameroun, j'ai rejoint ma sœur – encore elle ! – au Mali, le temps des vacances d'été, entre les stages d'externe à l'hôpital. Elle était venue y travailler pour une ONG.

Un jour, alors que nous nous déplaçons en brousse, assises sur le rebord du plateau d'un pick-up, une toute jeune femme au bord de la route nous fait signe de nous arrêter. Elle s'exprime dans sa langue que je ne comprends pas. Son attitude montre clairement qu'elle veut monter. Pour nous rejoindre à l'arrière de la voiture, elle me confie l'étrange paquet qu'elle tient dans ses bras, tandis que ma sœur me traduit qu'elle veut que nous l'emmenions au dispensaire pour son bébé que l'on devinait à peine dans le tissu qui l'emmaillotait.

Je suis surprise par le poids ou plutôt l'absence de poids de ce bébé.

Je veux lui rendre une fois qu'elle est installée, mais elle me fait signe de le garder. Encore le soi-disant pouvoir de guérison de l'Occidental ? Est-elle fatiguée de le porter ? D'où vient-elle ? A-t-elle beaucoup marché pour rejoindre la piste ? Elle explique qu'elle a accouché il y a cinq jours.

Je n'avais pas l'habitude des bébés à cette époque et celui-ci était effrayant : par son absence de poids, sa petitesse, ses joues creuses et surtout sa raideur, son attitude arquée vers l'arrière. Opisthotonos ! Ce mot savant émerge de mon savoir médical fraichement acquis : il qualifie l'attitude si étrange de ce nourrisson. Angoisse subite : c'est un signe de tétanos et il va mourir dans mes bras ! Frayeur, je n'ai jamais vu mourir qui que ce soit ! Et là, un nouveau-né ! Un passage en revue rapide de mes connaissances médicales sur la question ? Rien ! Rien à faire pour empêcher le décès. C'est trop tard, conséquence d'un accouchement et surtout d'une section de cordon ombilical dans de mauvaises conditions d'hygiène.

Je regarde sa mère : elle est calme, grave, consciente de la situation et en probable phase de détachement pour survivre à cette souffrance… inqualifiable.

Je pouvais au moins lui offrir cela : tenir dans mes bras ce bébé, ce fardeau au poids plume, et accepter qu'il meure dans mes bras et pas dans les siens.

Et l'entourer d'amour, mes bras faisant cercle autour de lui. C'est tout.

Il est arrivé vivant au dispensaire. Il est mort quelques jours plus tard.

L'amour, toujours possible, un amour impersonnel.

Des années plus tard, je m'interroge sur les moyens dont disposait le dispensaire pour atténuer ces souffrances ? Les sentiments n'empêchent pas la technique et réciproquement, bien au contraire, comme l'a prouvé, une nouvelle fois, le parcours de monsieur Platane.

26

Pourquoi ?

Monsieur Platane, homme de quatre-vingt-neuf ans, revient de loin : une péritonite a justifié une intervention chirurgicale sous anesthésie générale. Puis il a présenté des complications postopératoires et a été envoyé en service de réanimation, car ses reins ne fonctionnaient plus.

La décision a été prise de ne pas le dialyser, de ne pas aller plus loin dans les traitements.

Il a ensuite été admis dans le service de cardiologie pour une décompensation cardiaque de son vieux cœur fatigué. Notre équipe de Soins Palliatifs a été demandée pour soutien psychologique du patient et de son entourage en cette phase critique.

Avant que je ne voie le patient, l'infirmière du service m'explique son parcours médical récent. En l'écoutant, la pensée d'un éventuel acharnement thérapeutique me vient à l'esprit : pourquoi l'avoir opéré à son âge avancé et lui avoir fait vivre cet état d'insuffisance cardiaque et rénale ? Je prends connaissance de son dossier médical : il confirme ces données techniques sans me fournir plus d'explications.

Je vais dans la chambre de monsieur Platane sans plus attendre. Tous les dossiers, tous les écrits et transmissions orales ne remplaceront jamais le fait de voir et de rencontrer le patient.

Lors de cette première entrevue, monsieur Platane est parfaitement lucide et réveillé. Il exprime qu'il se sent extrêmement fatigué. Il est surpris de s'être sorti vivant de tout cela et son regard brille de cette interrogation.

Il sent néanmoins une amélioration et il a envie que cela se poursuive.

De lui-même, il clôt rapidement l'entretien, manifestement pour ménager ses forces et replonger dans son questionnement intérieur, me laissant perplexe sur l'utilité de mon intervention : pas de symptôme gênant autre que l'extrême fatigue et le patient n'a pas besoin de moi pour son cheminement psychologique.

À suivre.

27

Réanimation, suite et fin

De bonne heure, le lendemain matin, appuyant sur mes pédales de bicyclette pour aller travailler, ma journée s'organise presque à mon insu. Je profiterais bien encore un peu de la fraîcheur matinale et de cette belle lumière sur les maisons bordant les ruelles. Mais les situations critiques sont déjà là, dans mes pensées : monsieur Peuplier, a toujours une tension artérielle aussi basse, l'ensemble de la situation devra être revu, car ce qui était adapté hier ne le sera probablement plus aujourd'hui. Il me faudra, sans doute, trouver les arguments pour convaincre mon collègue, qu'en l'absence d'amélioration, il s'agit de le laisser mourir tranquillement. Car si dans bon nombre de cas, il est possible d'associer les soins pour la qualité de vie à ceux pour gagner en quantité ou durée de vie, il est parfois des situations où il faut choisir entre les deux. La priorité jusqu'à présent, pour ce patient, était celle de la durée de vie, et c'était pleinement justifié. Mais quand ce choix ne donne pas l'amélioration escomptée, quand toutes les thérapeutiques mises en œuvre ne provoquent qu'un inconfort important (si ce n'est majeur), sans bénéfice possible sur la durée de vie autre que de la prolonger de quelques heures ou jours, il faut se rendre à l'évidence. Il faut savoir alors arrêter ces thérapeutiques à visée curatrice, mais, devenues source de souffrances supplémentaires, et sans espoir de guérison pour le patient.

Je crains que nous ne soyons entrés dans cette phase pour monsieur Peuplier, malgré le souhait de sa femme qu'il en soit autrement.

Je suis arrivée à l'hôpital, sans voir la fin du parcours, absorbée dans mes réflexions.

Écoute du répondeur, comme tous les matins, par la secrétaire ou une infirmière de l'équipe : parmi les messages, celui laissé dans la nuit, prévenant du décès, apparemment paisible, de monsieur Peuplier, en présence de sa femme et d'une infirmière.

C'est lui (ou son corps ?) qui a fait ce choix, nous évitant d'avoir à prendre la décision d'arrêter certaines thérapeutiques le maintenant artificiellement en vie.

Nous proposons de garder la réunion prévue l'après-midi pour l'équipe soignante.

Les infirmières y exprimeront leur soulagement devant cette issue, certes fatale, mais dans de bonnes conditions sur les dernières heures. Madame Peuplier a compris l'inéluctabilité de cette fin en entendant les chiffres si bas de sa tension artérielle que les infirmières osaient à peine lui donner.

Sa raison a alors commencé à entrevoir l'impensable pour elle.

Non, les traitements ne pouvaient plus rien pour son mari et ne pouvaient plus, cette fois, le sauver, lui qui, avant la découverte de son cancer, avait déjà côtoyé la mort à plusieurs reprises, du fait de l'état de son cœur.

28

Sédation

Je suis, avec Jeanne, à l'écoute d'une de mes consœurs, médecin spécialiste. Je perçois et prends toute la mesure de mon ressenti intérieur, mélange d'interrogations, de doutes, se traduisant en pensées par : « Mais, qu'est ce que notre équipe va bien pouvoir apporter ?! »

Elle nous expose l'histoire médicale de monsieur Acacia : un cancer du poumon découvert fortuitement sur une simple radiologie pulmonaire demandée par le médecin du travail. Cet homme était alors en bon état général et même une force de la nature. Une chimiothérapie a été débutée. Elle a donné des résultats significatifs, dans les premiers temps. La taille de la tumeur avait bien diminué, clichés radiologiques à l'appui. Mais cela n'a pas duré. Aujourd'hui, le patient a l'ensemble des deux poumons atteint et aucun traitement ne parvient plus à enrayer cette évolution qui sera fatale à court terme. Il est hospitalisé, car il est très essoufflé.

Puis, elle m'énumère tous les médicaments prescrits et administrés pour favoriser sa respiration. L'ensemble de l'arsenal classique a été utilisé, mais il est limité dans ce type de situation. Tout, apparemment, a été fait, même les « petits moyens », comme entrouvrir la fenêtre pour créer l'impression d'un afflux d'air supplémentaire.

D'autres, à ce stade, seraient déjà morts. Lui est toujours en vie, jour après jour, car son cœur est jeune et robuste. Mais le patient reste, dit-elle, extrêmement gêné. Notre équipe a donc été appelée.

Face à ce tableau, je mesure mon sentiment d'impuissance. Qu'est ce que nous allons pouvoir faire de plus ? Je n'en dis rien à ma collègue, ni même à Jeanne, il s'agit d'abord de faire connaissance avec monsieur Acacia. Nous avançons toutes les deux dans sa chambre.

Effectivement, le pas de la porte à peine franchi, je suis frappée à la fois par l'imposante stature du patient et par l'importance de sa gêne respiratoire. Celle-ci l'aurait conduit en réanimation, si son état n'était pas dû à un cancer ne présentant aucune possibilité d'amélioration. Je suis frappée, surtout, surtout, par la détresse qui envahit tout son regard, toute sa personne. Il fait un immense effort pour se contrôler, son corps complètement immobile, seuls ses yeux s'agitent.

Il est seul dans sa chambre.

Nous avançons chacune d'un côté du lit. Je m'apprête à me présenter, introduction habituelle au dialogue, mais d'un signe imperceptible, Jeanne m'incite au silence. Elle entre en contact avec le patient autrement qu'avec des mots. En prenant appui contre le lit, en posant sa main sur son bras. Puis en l'invitant très simplement à une approche différente, à devenir acteur de son souffle. Petit à petit, sa respiration s'apaise un tout petit peu, son regard se pose.

Jeanne me regarde à nouveau et je prends cette fois la parole. (Bonheur du travail en binôme fluidifié par des années de travail en commun ! Totale confiance réciproque ! Où chacune, dans sa fonction peut prendre appui, peut compter sur l'autre, indépendamment du lien hiérarchique.)

Il me faut m'exprimer relativement fort pour être entendu. En effet, l'oxygène lui est administré par un masque englobant le nez et la bouche, pour une meilleure efficacité ; cela fait beaucoup de bruit, surtout dans ses oreilles. Il s'agit de mettre des mots sur ce que nous constatons : sa détresse respiratoire, mais aussi son angoisse majeure, suscitée par cet état. Sur ce dernier point, nous pouvons agir : par des médicaments et par des techniques de contrôle du souffle telles que celle qui vient de lui être proposée. Il acquiesce. Il est preneur de tout ce qui peut desserrer, un tant soit peu, cet étau qui se referme sur sa poitrine. Cette sensation de manque d'air, insupportable. Et si ces mesures ne suffisent pas - et je sais que rapidement elles ne suffiront plus, face à l'asphyxie progressive - il y a encore une autre possibilité. Il faut que je m'en entretienne au préalable avec le médecin du service, avant de lui donner plus de détails. Jeanne a compris, bien sûr, qu'il s'agissait de sédation et elle acquiesce. Je la laisse avec le patient et sans tarder, je sors.

Ma consœur n'est pas loin, elle me guettait, car elle est vraiment préoccupée par ce patient.. Nous nous asseyons dans la salle de soins, pour que l'infirmière du service qui s'occupe de lui en cet après-midi participe également à notre échange. Je lui fais part de mes observations : certes, on peut encore augmenter les doses de certaines thérapeutiques déjà en cours pour tenter d'améliorer sa respiration. Mais il s'agit, surtout, de traiter son angoisse. Même si c'est au risque d'avoir pour effet secondaire de détériorer un peu plus sa fonction respiratoire. C'est la raison pour laquelle ce traitement n'avait pas été mis en place plus tôt. Toujours peser avantages et inconvénients de chaque action. S'interroger : quel est l'objectif principal ? Ici c'est clairement de soulager monsieur Acacia. C'est pourquoi il faut prévoir une sédation.

Elle y avait pensé, elle m'attendait pour en discuter.

Une sédation ? C'est la possibilité d'endormir artificiellement le patient, lorsque tout le reste a été tenté pour le soulager d'une souffrance majeure. Mais ceci se fait dans un cadre précis.

Compte tenu du contexte, nous mettons immédiatement la procédure en place. Pour commencer une « discussion pluridisciplinaire » : entre nous deux qui sommes médecins, l'une de spécialité et l'autre de Soins Palliatifs, mais pas seulement. Avec l'infirmière du service, l'aide-soignante et Jeanne qui nous ont rejointes, chacune pouvant témoigner de ce que le patient leur a confié sur ce qu'il vit actuellement. Nous refaisons une synthèse médicale : une évolution terminale d'un cancer du poumon, au-delà de toutes ressources thérapeutiques, chez un patient toujours conscient, présentant des signes préagoniques. Avec un risque majeur de mourir étouffé. Les propositions sont de deux ordres : lui administrer un anxiolytique sans attendre. Et rédiger une prescription anticipée pour une sédation, c'est-à-dire un médicament très rapidement efficace, pour l'endormir au besoin, s'il étouffe. En connaissant le risque de précipiter son décès, puisque sa vie ne tient plus qu'à un fil si ténu ! Cela ne sera fait qu'à la demande du patient, car il est toujours conscient et lui seul peut évaluer l'intensité de sa souffrance. Après l'avoir informé des risques. (Ce dernier point me parait toujours fort délicat à formuler.) Dans l'intention claire d'alléger sa souffrance et non pas de provoquer délibérément sa mort. Le jour et l'heure de celle-ci ne nous appartiennent pas.

L'ensemble des soignants présents est non seulement d'accord, mais soulagé par ces décisions que le médecin du service a validées. Nous savons également que sa femme, qui est également sa personne de confiance, ne devrait pas tarder. Je me charge d'aller prévenir monsieur Acacia, accompagnée de Jeanne.

Je lui explique la possibilité de l'endormir, à tout moment si cela devient trop difficile pour lui. En disant cela, je m'attends à ce qu'il le me demande aussitôt. Il n'en est rien. Je sens son intérêt, et surtout je perçois une détente immédiate, suscitée par le fait d'apprendre que l'on peut encore quelque chose pour lui, que l'on ne va pas le laisser ainsi, que nous ne sommes pas au bout de nos ressources. J'ajoute, en mettant les formes et en cherchant mes mots :

— Cela peut précipiter la fin.

Il a un haussement d'épaule lasse, qui semble signifier que c'est, de toutes les façons, déjà la fin ! Et rassemblant ce qui lui reste de souffle, il dit :

— Oui, mais pas cet après-midi, car j'attends plusieurs visites.

— C'est vous qui nous direz quand, et si vous en avez besoin. C'est vous qui ressentez l'intensité de la gêne respiratoire et qui savez si cela devient insupportable… On vous endormira pour plusieurs heures, au moins jusqu'au lendemain matin.

Son regard approuve et s'apaise.

Encore une fois, je précise que notre intention, en l'endormant, est de l'empêcher de ressentir la souffrance majeure liée à l'étouffement, mais pas de précipiter son décès.

En sortant, nous croisons son épouse, qui s'apprêtait à entrer dans la chambre. Nous l'entrainons dans le bureau voisin. Elle est extrêmement désemparée de voir son grand gaillard de mari dans cet état. Je lui fais part de la situation du jour et des décisions prises, de l'accord de monsieur Acacia sur le principe d'une sédation. Je précise qu'il n'y a que lui qui pourra dire s'il en a besoin et le désir. Elle est, à son tour, soulagée par cette possibilité qu'elle ne connaissait pas. Elle avait déjà imaginé les pires conditions pour son décès.

Nous insistons sur le fait que notre intention est bien de soulager sa souffrance. Qu'il ne s'agit pas d'une euthanasie et pourquoi cela n'en est pas une. Elle l'a clairement compris et s'étonne presque de toutes ces précisions.

Nous consignons tous ces éléments par écrit, avant de quitter ce service.

Conformément à ses souhaits, monsieur Acacia, a attendu le départ de ses proches, y compris de sa femme vers dix-huit heures. Puis il a sonné pour que les infirmières viennent l'endormir. Une petite dose a suffi pour que ses paupières se ferment et qu'il s'endorme. Comme il avait été convenu avec lui et son épouse, les infirmières sont passées très souvent dans sa chambre dont la porte était restée entrouverte.

Elles l'ont trouvé décédé à deux heures du matin, le visage détendu.

Dans cette situation, la question de la sédation allait de soi et c'est le patient lui-même qui en a gardé la maîtrise. C'est même cette proposition qui a pu lui permettre de reprendre un peu de maîtrise sur ce qui lui arrivait en cette toute fin de vie. Nous avions, entre soignants, évoqué la durée de cette sédation. Au moins jusqu'au matin, à réévaluer bien sûr.

Il est d'autre cas, où l'indication et la prescription de la sédation sont bien moins évidentes. Cependant, un véritable savoir-faire existe aujourd'hui, après plus de dix années de pratique par les équipes de Soins Palliatifs. Car ce type d'action ne peut se concevoir que dans le cadre d'un travail d'équipe, et en respectant une procédure écrite très claire. Cela enlève toute ambiguïté avec une éventuelle euthanasie.

Une sédation est régulièrement prescrite pour ces patients présentant un risque de détresse respiratoire ou un risque d'hémorragie massive. (Du moins, lorsque des soignants formés aux Soins Palliatifs interviennent.) Il existe également des situations – bien plus rares et plus complexes – où le malade présente une souffrance morale intense qui peut justifier une sédation. Cette possibilité doit alors être maniée avec beaucoup de circonspections. Il en est de même si le patient ne peut plus s'exprimer. Dans tous les cas, l'objectif est de ne pas laisser un patient dans une souffrance intolérable, lorsque tous les autres moyens ont déjà été mis en œuvre. Et cet objectif diffère complètement de celui consistant à abréger intentionnellement la vie de ces patients.

Il me faut, maintenant, aller voir monsieur Platane qui lui, je l'espère, est toujours sur la pente de l'amélioration.

29

Nous avons été heureux
sans le savoir

Je n'ai pas vu monsieur Platane depuis la semaine précédente. Je vais passer rapidement le voir, car l'après-midi est déjà bien entamée et je dois, ensuite, aller auprès d'un nouveau patient, douloureux, avec l'interne fraîchement arrivée dans notre service. Puis je terminerai par madame Nénuphar, attendue en hospitalisation dans la soirée.

Je veux simplement m'assurer que monsieur Platane va mieux.

Dès le pas de la porte de sa chambre, je vois son visage détendu, paisible et les joues plus pleines. C'est à peine si je le reconnais. Il est vrai que je ne l'ai vu qu'une seule fois auparavant. Je le salue.

— Comment allez-vous aujourd'hui ?

— Bien… très bien même, confirme-t-il après un léger temps suspendu et ce regard en circumduction correspondant à un très rapide « scanner » intérieur personnel, et la surprise de constater que tout va bien.

— Pas de douleur ? dis-je pour mettre des mots sur ce que son visage et son regard expriment.

— Non, c'est même étonnant. Et pourquoi je m'en suis sorti.

C'est une interrogation affirmative qui n'attend pas de réponse. Il poursuit son introspection :

— Et puis j'ai toute ma famille qui est venue me voir, ils sont tous venus… Pourquoi je vis encore, alors que j'aurai dû y rester ? Je suis fataliste. Après cette longue vie avec ma femme, mes cinq enfants, mes petits-enfants, mes arrière-petits-enfants, mes arrières arrière… heu je m'y perds… où en étais-je ?

— Vos petits-enfants et arrière-petits-enfants... (Je compte mentalement : a-t-il eu le temps de créer une cinquième génération et d'avoir des arrières-arrière-petits-enfants ?)

— Oui, nous avons été heureux sans le savoir... C'est vrai ! Ma femme – je lui dois tout à ma femme – pensez donc ! cela fait soixante ans que nous nous connaissons et pas une accroche... (Ce n'est pas ce qui me convainc le plus, l'absence d'accrochages ...) Et avec les enfants, petits-enfants : c'est de l'amour tout cela ! Pourtant, qu'est ce qu'on nous apprend sur l'amour ? Rien. C'est bien plus tard que l'on découvre que c'est de l'amour et que nous avons été heureux. Et ma petite-fille... (Sa voix s'enroue, alors qu'elle était jusqu'à présent claire, bien timbrée et vigoureuse, témoignant de l'énergie vitale revenue. Ses yeux se voilent et laissent échapper une grosse larme qui roule jusqu'à l'oreiller, car il est couché tout de même.) Ma petite-fille, depuis toute petite je l'attendais et quand elle apparaissait, j'étais heureux tout simplement et puis elle n'avait que vingt-huit ans (les larmes coulent encore)... Je vous ennuie, vous avez autre chose à faire.

— Je vous écoute, vous ne m'ennuyez pas du tout, au contraire.

— Ma femme, je l'ai rencontrée à un coin de rue, près de là où j'habitais à Paris. C'était à la fin de la guerre, en revenant d'Allemagne. On s'est parlé cinq minutes et puis deux mois après on ne s'est plus quitté. Elle avait dix-sept ans et moi vingt-quatre. Oui, on ne connaissait rien à l'amour, personne ne nous l'avait appris. Pas mon père. Lui, il était plus intéressé par les femmes que par ses enfants. Et quand j'avais douze ans, il a dit à ma mère devant moi : « Je pars ». Puis à moi, il a dit : « Dis à ton père de rester. » Je n'ai rien pu dire.

Et ma mère, elle a dû travailler, elle avait commencé jeune, à quinze ans, car elle avait perdu ses parents à la Première Guerre. Elle a été courageuse, elle nous a élevés tous les deux avec ma sœur, mais elle ne m'a jamais compris et je ne l'ai jamais comprise. M'aimait-elle ? Est-ce que je l'ai aimée ? Ma nourrice, ah ! ça oui, je l'ai aimée. Comment pouvait-elle m'aimer ma mère ? Elle ne m'a pas élevé !

— Vous êtes resté combien de temps chez votre nourrice ?

— De zéro ou presque à deux ou trois ans, puis de quatre à…
pensez donc ma mère, elle a oublié de m'envoyer à l'école ! Je
suis resté chez ma nourrice jusqu'à huit ans et demi et après,
j'ai été à l'école. Mais je vous ennuie et vous avez certainement mieux à faire.

Certes, on m'attend, mais c'est le meilleur de mon métier :
j'écoute et je savoure. Cet homme relisant sa vie m'offre un
condensé de sagesse et de simplicité. Je reste appuyée contre son
lit lui signifiant que je nous octroie encore un chapitre. Cette fois
je n'ai pas tiré de chaise pour m'asseoir à côté de lui. Je reste
debout, légèrement penchée pour croiser son regard d'homme
couché.

— Tenez mon petit-fils, avec lui c'est pas pareil qu'avec les
autres. Il est né juste au moment où j'ai pris ma retraite. Ma
fille, sa mère, le déposait à la maison en partant travailler et ne
le récupérait que le soir. Alors, pensez donc tout ce que j'ai
fait avec lui ! Il me suivait partout. Maintenant il a vingt-deux
ans, il fait des études. J'y comprends rien à ses études, moi, j'ai
été toute ma vie un ouvrier.

— Et quand vous me parliez de l'amour, que l'on ne vous avait
rien appris à ce sujet, vous leur en parlez à vos petits-
enfants quand ils viennent vous voir ?

— Ah… Nous parlons beaucoup… (D'amour ? Ou de mille
choses de la vie de tous les jours, avec des mots bien
ordinaires, où seul le ton utilisé révèle les sentiments ?) Je
vous dis tout cela parce que je sais que vous comprenez. C'est
étonnant, car nous ne nous connaissons pas.

— Oui, c'est vrai.

C'est vrai que je me sens complètement en phase avec lui.
L'ouverture du cœur est là de part et d'autre du bas-flanc du lit
que je n'ai même pas descendu. Décidément aujourd'hui, je n'ai ni
respecté ni utilisé mes petits moyens facilitateurs de parole :
m'asseoir, baisser la barrière… car j'avais prévu de passer rapide-

ment. Et pourtant, l'échange sur l'essentiel est bien là. Je salue intérieurement les belles influences à l'œuvre.

Le silence, léger, le porte de nouveau vers la profondeur. Il me regarde et en même temps son regard semble embrasser l'ensemble du panorama de sa vie :

— Voilà, nous avons été heureux et nous ne le savions pas… C'est maintenant que je le vois… J'ai fait beaucoup de choses dans ma vie, mais les gens ne voient pas, ils cherchent le bonheur. C'est avec les enfants, les petits-enfants, ma femme… c'est cela l'amour. C'est cela qui rend heureux. Il n'y a pas à chercher autre chose pour être heureux.

Et loin de se désoler de n'avoir pas vu le bonheur quand il était là, il semble découvrir un trésor : tout le bonheur contenu dans sa vie ! Qui se tenait là, masqué et qu'enfin il contemple, révélé par ces jours en plus, qui lui ont été donnés. Bonheur découvert par son interrogation sur le sens des jours passés.

Qu'est-ce qu'il avait encore à vivre à près de quatre-vingt-dix ans et une vie si remplie ?

Réaliser et prendre pleinement conscience que sa vie avait été heureuse !

Il a le visage et les yeux éclairés par ses propres paroles, par l'intensité de ce qu'il voit. Il vit la découverte de ces derniers jours comme un cadeau du destin. Ces jours donnent encore plus d'intensité et de prix à l'amour et à la joie de vivre qu'il a su témoigner aux membres de sa famille tout au long de sa vie. Ils le lui rendent bien, en ces jours d'hospitalisation.

Il me faut le quitter, je lui serre la main, lui dit au revoir et bafouille, car je réalise que je ne suis pas sûre de le revoir, pour ne pas dire certaine de ne pas le revoir. Je pars suivre une formation pour une semaine et il est inscrit dans un service de convalescence dans un hôpital plus proche de son domicile où il sera suivi par un de mes collègues. Je le lui dis.

— Cela ne fait rien, dit-il, cela m'a fait du bien de vous parler .

C'est moi qui suis déçue de ne pas avoir l'occasion de l'entendre de nouveau. J'ajoute comme souvent :

— Je vous remercie de votre confiance… Est-ce que je laisse la porte ouverte ?

— Oui, s'il vous plaît.

Et encore une fois, j'entends son sourire et l'intonation joyeuse de sa voix. Deux pschitt de solution hydro alcoolique dans mes mains, en appuyant sur le distributeur fixé au mur près de la porte et me voilà sortie.

Je fais une synthèse pour les soignants du service, j'écris rapidement et succinctement :

« Bel entretien avec le patient en pleine relecture de sa vie avec une vision optimiste et fataliste. » Puis je détaille quelques points médicaux avant de filer voir le malade suivant dans un autre service, à l'étage en dessous.

Je n'ai pas écrit la véritable « transmission » de cet homme âgé de quatre-vingt-neuf ans. Faute de temps ? Par facilité ? Langage inhabituel pour des transmissions de médecins plus habitués à rédiger des observations, des synthèses, à écrire des prescriptions ? Par souci de confidentialité ? Un peu de tout cela. Je suis sûre, pourtant, que les soignants de ce service auraient lu avec intérêt le compte-rendu suivant :

« Bel entretien avec le patient en pleine relecture de sa vie avec une vision optimiste et fataliste. Il a pu me dire, malgré son enfance rude et les épreuves qu'il a traversées : « Voilà nous avons été heureux et nous ne le savions pas… C'est maintenant que je le vois… J'ai fait beaucoup de choses dans ma vie, mais les gens ne voient pas, ils cherchent le bonheur. C'est avec les enfants, les petits-enfants, ma femme, c'est cela l'amour. C'est cela qui rend heureux. Il n'y a pas à chercher autre chose pour être heureux. »

Effectivement, je ne reverrai pas monsieur Platane, mais j'en entendrai parler à deux reprises.

30

Paradoxes

Les propos de monsieur Platane m'accompagnent, me bousculent, me bouleversent et me réjouissent. « Il n'y a pas à chercher autre chose pour être heureux. »

Qu'est ce que je cherche dans ce métier bien particulier ?

Un rien m'angoisse dans la vie quotidienne. Un enfant qui n'est pas rentré, des petites tâches multiples et variées à effectuer… comment vais-je y arriver ? Angoisse. Une lourdeur tapie au fond du ventre.

Anticipation, scénarii se construisant de façon automatique, indépendamment de ma volonté, et je prends conscience que le scénario catastrophe imaginé est déjà bien avancé ! Avec un fait minuscule comme point de départ.

C'est devant le constat de cette évidence – ma propension à m'angoisser pour des choses insignifiantes – qu'un jour j'ai décidé de faire le choix de m'inquiéter pour des faits autrement plus graves. Plutôt que de soigner des rhumes et faire des certificats d'aptitude au sport, de recevoir l'angoisse de personnes venant consulter pour des motifs minimes – c'est à dire du même niveau que ceux qui suscitaient mes propres angoisses – autant prendre soin de personnes ayant des maladies vraiment graves, avec des angoisses justifiées. Au moins, je ne m'inquiéterais pas « pour rien. »

Depuis, j'ai appris à gérer mes angoisses par d'autres moyens.

Mais ce métier me permet, toujours, de relativiser mes propres soucis et inquiétudes en tous genres. Ce n'est qu'un effet collatéral de cette profession, pas le point central.

Un des intérêts de cette écriture est de m'obliger à analyser les raisons de mon engagement dans ce travail en Soins Palliatifs. Les raisons objectives font pâles figures à côté des motivations inconscientes qui se dévoilent.

Préférer éteindre les grandes flammes chez les autres pour ne plus ressentir mon incapacité à étouffer les petites chez moi ?

Dans des circonstances extrêmes, la tempête sur le voilier puis l'ablation du kyste de l'ovaire, j'avais contacté cette extraordinaire forme de lâcher-prise qui dissout toute angoisse. Mais j'étais bien incapable de le mettre en œuvre dans un quotidien banal.

D'où mon intérêt pour approcher des personnes confrontées à cette réalité la plus extrême, et en même temps tellement naturelle, physiologique – mourir est l'évolution et l'issue normale de notre existence. D'où mon attirance pour écouter, aider, accompagner ce travail de maturation psychique qui permet à certains de s'affranchir de cette angoisse, elle aussi complètement physiologique face à une menace vitale.

L'état atteint est au-delà de la disparition de l'angoisse et au-delà de la simple acceptation de la réalité, étape nécessaire cependant avant la suivante : un état de sérénité avec ce qu'il sous-entend de joie latente. Ce qui ne lasse pas de surprendre les témoins.

Ces derniers sont incrédules et peinent à comprendre comment une telle disposition d'esprit est possible, à l'article de la mort. Beaucoup de nos contemporains savent-ils que cet état peut advenir ? En être témoin est un privilège inestimable.

C'est l'occasion de se voir rassurer sur sa propre mort, certes. Mais bien plus encore, cette sérénité est communicative. Pas seulement parce qu'elle nous tranquillise sur le confort ou le bien-être de notre proche ou de notre patient, mais parce qu'elle diffuse un parfum d'éternité autour de celui qui l'éprouve. Un je-ne-sais-quoi de paix, d'amour et de félicité. Un état dans lequel on souhaiterait baigner en permanence. Or celui qui en est le diffuseur est celui dont on ne voudrait surtout pas la place. Paradoxe.

Paradoxe résolu par les Sages. De toutes obédiences, civilisations, religions.

Approcher des êtres « ordinaires » que la maladie et leur parcours de vie ont amenés à cet état extra-ordinaire, est une grande chance. Les soigner, c'est servir activement cette transformation. En réduisant au maximum les symptômes physiques, en écoutant d'une oreille bienveillante et empathique, de cette écoute active qui ne se pose aucun objectif. C'est là un autre paradoxe. Le patient suivra d'autant mieux son chemin, si l'accompagnant (soignant, bénévole de l'accompagnement, proche) n'a pas d'objectif à atteindre, surtout pas celui de l'acceptation et encore moins celui de la sérénité. (Et en même temps nous allons voir les patients avec à chaque fois un ou plusieurs objectifs précis : évaluation des symptômes physiques, accompagnement psychologique, évaluation en vue d'un retour à domicile, …)

Aider le patient à se dé-couvrir. Parfois, à tâtons, par des allers-retours, son être va se dévoiler. De la surface vers la profondeur et de la profondeur vers la surface.

Mystère de cette alchimie de la fin de vie...

Soigner sa propre angoisse en soignant celle des autres. C'est un classique de dire que l'on devient soignant pour d'abord se soigner ou soigner sa famille. Motivation inconsciente à l'âge où l'on fait le soi-disant « choix » de ce métier. Pourtant lorsque je vais auprès d'un patient, je me dois de ne pas être angoissée. Sinon, comment peut-il percevoir ma disponibilité à TOUT entendre ?

Faire le vide dans ma tête, ouvrir mon cœur et la réceptivité de tous mes sens. Comme lorsqu'on contemple un superbe paysage qui nous laisse sans voix. Juste être là. Il n'y plus d'angoisse personnelle. Il est des vies qui se racontent, des âmes qui s'ouvrent, des cœurs qui s'épanchent et qui valent bien des panoramas.

31

Le secret de madame Nénuphar

Je voulais aller la voir seule. Pouvoir lui parler du fond du cœur. De ce que j'avais perçu d'elle, de son histoire dont elle ne m'avait jamais parlé et sur lequel elle s'était arrangée pour que je ne lui pose aucune question.

Je constatais avec étonnement la puissance des mécanismes à l'œuvre ou comment la détermination à garder un secret – à moins que cela ne soit la puissance du secret lui-même – avait mis en place un dispositif tel que les questions habituelles de notre dossier ne lui avaient pas été posées, qu'il s'agisse de sa vie, de son état civil ou de sa famille. Consultation après consultation, nous étions restées centrées sur sa maladie ou plus exactement ses symptômes et ce qu'elle voulait bien nous dire de son quotidien.

La voici hospitalisée pour la première fois depuis toutes ces années d'évolution de sa maladie. Je pressens qu'il me faut la voir seule. Cela ne va pas aller de soi, sauf à l'énoncer clairement, ce pour quoi je ne me suis pas encore décidée. Nous sommes intervenus auprès d'elle jusqu'à présent en binôme, pour avoir une observation et des actions à la fois diversifiées et ciblées : binômes aussi différents qu'utile que médecin-infirmière ou médecin-psychologue de l'équipe de Soins Palliatifs, avec l'interne en médecine pour sa formation, avec l'infirmière du service qui ne connaissait pas encore la patiente, ou l'aide-soignante qui s'était occupée d'elle pour sa toilette, ou encore le médecin qui allait être de garde le week-end. Autant de binômes ayant chacun leur intérêt tant pour la patiente que pour les soignants.

Exprimer le fait de vouloir la voir seule, c'est dévoiler que je ne veux pas de témoin : s'agit-il toujours de la professionnelle s'adressant à une patiente ? (Auquel cas il n'y aurait rien à cacher et la présence d'un tiers ne devrait pas poser question dans le cadre du secret médical partagé.) S'agit-il d'entretien entre deux femmes qui ont noué une relation particulière au fil des consultations régulières depuis plusieurs mois ? La relation en tête-à-tête est plus intime et permet un autre type d'accompagnement, c'est pourquoi le besoin émerge parfois, de proposer ce temps privilégié.

Ces consultations ont toujours gardé une teneur médicale où chacune a tenu son rôle et sa place, de patiente d'une part et de médecin d'autre part. Le contenu des échanges n'est pas sorti du registre des soins, mais ces consultations avaient lieu en présence d'un tiers. Ce dispositif lui permettait-il de s'exprimer comme elle l'aurait souhaité ? Et elle, qu'a-t-elle à me dire, a-t-elle quelque chose à me confier ?

Alors, pourquoi ce besoin d'aller la voir seule ? Pour faire quoi, pour lui dire quoi ? De quelle nature est cette rencontre ?

Je sens la nécessité impérative d'agir ainsi. L'urgence de lui parler avant qu'elle ne meure et confusément, pour lui permettre « que cela s'arrête », pour reprendre les mots qu'elle avait utilisés à son arrivée à l'hôpital, pour la première fois « en ambulance allongée ».

Madame Nénuphar, pourquoi j'écris ces mots, aujourd'hui ? Pour témoigner de votre courage incroyable, de votre dignité à rester debout jusqu'à la fin, à rester belle, présentable. Nous disions de vous en staff : « Madame Nénuphar, elle mourra debout. » Car cette issue fatale, vous la connaissiez, et depuis longtemps. Vous refusiez ces derniers temps de voir la gravité de votre situation. Personne n'était dupe, pourtant, ni vous, ni nous. Vous saviez ce qu'il en était, mais ce déni vous permettait de continuer à vivre comme auparavant, vous permettait de reculer le moment où il faudrait annoncer cette gravité à vos proches. Vous n'arriviez pas à vous y résoudre. Malgré nos explications sur la nécessité de le faire, de comment cela pouvait favoriser un dialogue vrai entre vous et les personnes qui vous étaient chères. Vous aviez trop peur de leur briser le cœur, « qu'ils ne le supportent pas ».

Il était évident, dans votre cas, que vous aviez réussi à conserver une relation vraie sur le plan affectif, une relation de cœur à cœur avec vos proches, alors même que vous leur racontiez votre version très personnelle des faits. Eux-mêmes ne sont jamais venus nous demander des précisions médicales. Ce n'est que lors de vos tout derniers jours de vie que, les rencontrant pour la première fois, j'ai mesuré la pauvreté de ce qu'ils savaient. En fait, vous aviez réussi avec eux, ce que vous aviez mis en place aussi avec nous : un cloisonnement de votre vie si efficace que vos proches ne posaient pas de question sur votre maladie et nous, nous n'en posions pas sur votre vie privée.

Jusqu'où aller dans le recueil des informations sur la vie du patient ? Quelles sont celles qui doivent être notées sur le dossier médical, qui reste propriété du patient et où ne doivent pas figurer des éléments concernant ses proches ? Lesquelles doivent rester orales ? Lesquelles seront considérées comme notes personnelles et ne pourront pas être communiquées au patient (ni à son entourage, ses ayants droit après son décès) ?

À ce stade, qu'est ce que j'ai besoin de savoir ? Est-ce pour ma curiosité personnelle ou est-ce nécessaire pour l'accompagnement de madame Nénuphar ? Est-ce simplement pour confirmer ce que j'ai cru deviner ? En quoi la mise en mots est-elle nécessaire ? Pour déposer ce secret et arrêter ses prolongements souterrains dans sa lignée familiale ?

Pour qui est-ce un secret ? Ses proches ? Ou seulement pour les soignants ? Dans ce dernier cas, il n'a nul besoin d'être révélé et ne concerne que sa vie strictement privée.

Consciente des enjeux de toutes ces interrogations de l'ordre de l'éthique dans notre pratique quotidienne d'équipe mobile, je fais le choix de les poser au staff du matin. Quel est mon ressenti de ce qui est juste dans cette situation ? Au-delà des arguments rationnels, que me dit mon intuition au sujet de cette patiente, après toutes ces consultations au fil des mois ? En effet, jusqu'à ce jour, elle a reçu ses traitements et soins en externe, sans hospitalisation.

Je décide d'y aller seule et explique pourquoi aux autres membres de l'équipe. Parce que je ne sais pas du tout ce qui sera adapté pour elle, ce dont elle aura besoin pour elle : parler ou pas de sa vie, déposer ou pas les ombres qui l'habitent. Et dans cette dernière éventualité, le fait d'être seule devrait rendre les choses un peu moins difficiles.

Par ailleurs, j'ai besoin, dans ces situations délicates, de me laisser imprégner de l'atmosphère de la rencontre, d'être dans le silence, le temps nécessaire pour que la réponse, ce qu'il y a à dire ou ne pas dire, le geste à esquisser ou retenir, s'imposent. Pour elle, je sens que cette démarche sera plus fructueuse et aisée seule.

La veille, j'avais été la saluer à son arrivée. Elle s'était levée du brancard pour se mettre dans son lit, voulant marcher sans aide. (Comme le jour où elle était venue de chez elle à pied, parce que l'ambulancier n'était pas venu et qu'elle ne voulait pas manquer sa consultation.) Je l'avais laissée entre les mains des aides-soignantes qui avaient veillé à l'installer le plus confortablement possible.

En cette fin de matinée, je pousse la porte de sa chambre. Elle est allongée de tout son long. Je m'approche : elle semble dormir.

Je pose ma main sur son épaule en prononçant doucement son nom. Elle entrouvre les yeux, me reconnaît, esquisse un sourire. Je lui souris à mon tour. Reconnaissance mutuelle. Elle laisse ses paupières se refermer.

Je sais alors qu'il n'y aura plus de dialogue. C'est trop tard ou plus vraisemblablement, c'est conforme à son souhait en arrivant *in extremis* à l'hôpital.

Je lui dis alors, à voix haute, ce qu'elle m'inspire. Ce que j'avais déjà esquissé en trois mots précédemment, mais qu'elle minimisait, qu'elle banalisait :

Son courage, son incroyable courage au vue de l'importance des lésions.

Sa dignité jusqu'au bout, face à ses proches, aux soignants de l'hôpital et du domicile, à tous. Pas de plainte, allant de l'avant, des tenues toujours dernière mode. Soutenant les unes, remettant à sa place ceux qui le nécessitaient.

Vous ne pouvez plus m'interrompre. Je vois que vous m'entendez et que vous éprouvez un instant une résistance à le prendre pour vous. Et finalement, vous laissez ce baume recouvrir vos blessures intimes, si anciennes. Vous vous détendez.

Vous avez plongé dans un sommeil profond. Je me retire sur la pointe des pieds après vous avoir dit au revoir et que je ne vous oublierai pas.

Ces choses-là sont plus faciles à dire seule.

Du moins pour moi.

Dans cette relation vraiment singulière.

Vous êtes partie avec votre secret, comme cet homme dont la fille attendait qu'il révèle le secret de sa naissance : « Était-il vraiment son père ? » Des éléments de son histoire familiale lui faisaient penser que non. Jusqu'au bout elle a espéré qu'il parle. Malgré ses sollicitations : il n'a rien dit, il esquivait, faisait celui qui ne comprenait pas de quoi elle voulait parler. Mais il était déjà très malade. Elle avait prés de soixante ans et lui plus de quatre-vingts. Jamais elle n'avait osé aborder la question directement avec lui. C'est seulement lorsqu'elle a su que cette fois il ne se relèverait pas de ce nouveau problème de santé, qu'elle s'est décidée à lui en parler. C'était trop tard : elle voyait s'éteindre avec lui la possibilité de révélation de ce secret. Il y avait quelque chose de profondément tragique en ces heures où ce père s'enfonçait dans le coma, sa fille veillant, espérant jusqu'au bout qu'il change d'avis. Que dans un dernier sursaut il lui confirme ses soupçons. Il n'en fut rien.

D'autres font le choix d'exprimer un secret trop lourd qui les rattrape :

C'est l'existence d'une fille que cet autre patient avait eue très jeune. Son épouse depuis trente ans n'en avait jamais rien su. Il a souhaité que nous retrouvions sa trace, son adresse pour la prévenir pendant qu'il était encore en vie. Mais les services de police et autres administrations ne font ces recherches que lorsque la personne est décédée ! Pour annoncer le décès, pas pour transmettre que le père est encore vivant et souhaite parler à sa fille perdue de vue depuis tant d'années ! Cette fois-ci nos recherches n'ont pas eu le temps d'aboutir.

32

Départ

Je ne vois plus monsieur Platane sur la liste des patients suivis par notre équipe. Je m'enquiers de son transfert dans l'établissement proche de son domicile comme cela était prévu. Lui, je suis sûre qu'il n'a pas disparu du tableau pour cause de décès.

« Il est rentré chez lui ! Comme il se sentait nettement mieux, il a fait le choix de rentrer chez lui directement sans passer par le service de convalescence. Sa femme et son médecin traitant étaient tout à fait d'accord. »

J'en suis vraiment heureuse pour lui et j'éprouve l'envie d'avoir de ses nouvelles au-delà de cet épisode. Va-t-il vivre encore de nombreuses semaines, mois, voire années ? Le courrier à son médecin traitant le mettant au courant de notre intervention et de notre disponibilité pour le revoir, sera-t-il suffisant pour que nous soyons informés de son évolution ?

Cependant, je m'apprête intérieurement à lâcher ce suivi, pour m'occuper des suivants, à ne plus entendre parler de cet homme qui rejoindra mon jardin secret de ces beaux moments partagés de belle humanité lumineuse. En écrivant ce dernier mot, c'est la stature de sages qui apparaît. Des vieillards aux parcours de vie si différents se rejoignent.

33

Rouges et jaunes

Le ciel s'est dégagé. Il est bleu du soir, ce bleu qui hésite entre le blanc, le gris pâle et le bleu de la nuit qui vient. Des nuages d'un gris ardoisé dessinent des montagnes à l'horizon, derrière la cime des arbres et l'immeuble. Les dernières lueurs du soleil couchant se reflètent dans les vitres de ce dernier.

La pluie et le vent ont cessé momentanément. J'ai ramassé les feuilles desséchées du marronnier. J'ai laissé encore à terre le tapis jaune et orangé de celles de l'érable, sur l'herbe qui a reverdi.

Décrire ce que je vois m'apaise. Je ne suis plus emportée dans le flux des pensées, je suis juste là, sans jugement, sans à priori, à me laisser porter, vivre dans l'heure du soir.

Les branches des arbres deviennent ombres chinoises.

Rouge et jaune vif : ces deux couleurs d'automne créaient chez madame Jonquille un tableau saisissant. Ses ongles peints d'un rouge carmin par la socio-esthéticienne rendaient presque fluorescent le jaune de sa peau, reflet du dysfonctionnement de son foie. Je trouvais déplacées mes réflexions personnelles esthétisantes qui se formulaient malgré moi. Elles ne m'aidaient pas dans l'impasse dans laquelle j'étais avec elle. Et pourtant je sentais confusément qu'il pouvait y avoir une piste à suivre dans ces couleurs générées par sa maladie et dans un certain art de vivre auquel elle ne voulait pas renoncer.

C'était même une préoccupation majeure chez elle : comment rester présentable, jusqu'au bout ? C'est bien parce qu'elle craignait de ne plus l'être à l'avenir, qu'elle réclamait de mourir à chaque fois que nous allions la voir.

Ce soir, je l'ai emmenée avec moi, dans mes pensées, dans mes réflexions de nature existentielle. Dans ma quête de sens, jusqu'au bout. Quels outils utiliser avec elle ? Comment l'aider à retrouver le sens de ce qu'elle vit, comment donner du sens à ces jours à vivre ?

Dès notre première rencontre, elle a exprimé qu'elle souhaitait mourir le plus vite possible. Là, maintenant, qu'on lui fasse une piqûre, elle était prête !

Je laisse mon regard se porter sur la lumière du soir. Une feuille d'érable s'agite au bout de sa branche, accrochant de ses nervures dorées le dernier rayon. Pourquoi est-elle encore là, alors que toutes ses consœurs reposent au sol ?

Me revient alors en mémoire un certain matin de novembre, de nombreuses années auparavant. Peut-être raconterai-je cette histoire à madame Jonquille.

Une histoire de feuilles de marronnier...

Je m'étais levée en ce matin de novembre pas tout à fait comme les autres. Je m'étais préparée, habillée et je prenais mon petit-déjeuner dans la maison silencieuse, les enfants déjà partis à l'école ou pas encore levés, du fait des vacances de la Toussaint.

J'étais en avance, volontairement, pour pouvoir prendre tout mon temps, savourer encore une tasse de thé, en laissant mon regard se porter par la fenêtre, vers le marronnier de la cour. Tronc puissant, longues branches débordant sur les toits avoisinants – il faudra prévoir de l'élaguer – feuilles recroquevillées ayant perdu leur éclat... C'est alors que la contemplation se prolongeant et l'œil probablement aiguisé par les circonstances particulières de cette journée, je remarquai que les feuilles s'échappaient une à une de leurs branches. Une à une, chacune leur tour et en grand nombre, elles décidaient de lâcher la branche qui les avait vus naître pour entamer un vol libre. Il n'y avait pas l'once d'un souffle de vent. Ce n'était pas lui qui précipitait leur chute. C'était, en toute apparence, elles qui choisissaient le moment de cette ultime liberté, planant quelques instants avant que leur légèreté ne soit, malgré tout, entrainée par la force de gravité vers le sol de gravillons où reposaient déjà les premières.

Ce matin-là, j'admirais l'existence d'un certain degré d'autodé-termination chez une simple feuille. Certes, j'avais en arrière-pensée la prédestination génétique, la programmation cellulaire de l'apoptose ou mort cellulaire, et donc de la feuille. Je n'avais pas envie de voir cet aspect : j'étais fascinée par cette danse sans l'action du vent, maître de ballet habituel.

Le temps était venu d'enfiler mon manteau, de prendre ma valise, mes clés de voiture pour passer prendre mes deux collègues. Deux nouvelles amies que la vie avait mises sur mon chemin afin que nous nous entrainions, soutenions, réconfortions dans la préparation de ce concours exigeant et difficile de praticien hospitalier dont nous allions passer l'écrit ce jour-là. Pas facile de réviser lorsqu'il y a des enfants à la maison, lorsque l'on rentre d'une journée de travail déjà chargée. Pas facile de pouvoir constituer son volumineux dossier, sans que les petits derniers viennent joyeusement dessiner dessus…

C'était un concours indispensable pour continuer à exercer à l'hôpital et avoir enfin un salaire et un statut décents, après des années de vacations sous-payées, eut égard aux années d'études et d'expériences. Pour pouvoir continuer à développer cette toute récente équipe mobile, dans cette discipline également bien jeune des Soins Palliatifs.

Oui ! La solidarité féminine n'était pas un vain mot ! (Alors même que nous étions, à priori, en rivalité pour le même concours...)

Je devais passer prendre ces deux amies avant de récupérer d'autres collègues, hommes, au Centre Hospitalier Universitaire de la ville voisine, remplir la voiture et filer sur Paris, Rungis plus exactement, plus synonyme de vaste marché que de concours de médecine. Pourtant, c'était bien dans ce qui ressemblait à une halle à bestiaux que nous serons accueillis à plus de mille candidats, chacun parqué devant sa petite table, attendant debout derrière sa chaise le top chrono du départ !

Je suis encore dans ma cuisine. Ces feuilles pas encore mortes me montrent le petit espace de liberté qu'elles ont su prendre, chacune à leur rythme.

Je m'arrache à mes considérations philosophiques et je sors. La lourde porte à peine refermée, je suis saisie par le froid vif… et le bruit !

Le craquement des milliers de feuilles sous l'action du gel. Il n'y a pas un soupçon de bise, mais la température en dessous de zéro, en ce premier matin de vrai temps hivernal, est encore plus efficace pour casser leur dernière résistance à s'accrocher à leur arbre nourricier. Point de liberté ! Mais en ont-elles eu le désir ? C'est le froid qui casse leur attache, pédoncule racorni. Un léger vol plané s'ensuit. Elles suivent juste le mouvement qui leur est imposé. Craquer avec le froid. Être le froid, la feuille, l'arbre.

Un instant, assommée par la crudité du rappel à la réalité faisant tomber mes envolées lyriques, je rejette les épaules en arrière et m'allège du poids de ma responsabilité sur les résultats des heures à venir. C'est l'ensemble des circonstances qui m'a amenée jusqu'à ce point qui déterminera de la suite.

Des années plus tard, je suis de nouveau à une croisée de chemins où les actes ne donnent pas forcément les résultats attendus, alors je me laisse porter vers la mer argentée. Soleil du soir, sais-tu ce que sera demain ? Pensées pour vous, mes consœurs et amies qui depuis cet épisode, avez tracé votre route, jonglant avec votre vie familiale, personnelle et professionnelle, chacune dans un domaine de la médecine bien différent, mais toujours à l'écoute de vos patients, de vos collaborateurs… une écoute vraie qui sait percevoir la souffrance, la fêlure derrière les mots prononcés ou l'absence de mots adaptés. Une écoute toujours respectueuse de l'autre, qui le redresse et l'aide à percevoir la lumière de la sortie du labyrinthe. Quels que soient vos propres tourments.

Rouges et jaunes comme la peau et les ongles de madame Jonquille, comme les feuilles de marronnier, quelle piste trouver pour dégager madame Jonquille de cette obsession de « la piqûre pour en finir » ? Interroger, comprendre, rechercher ce qu'il y a derrière cette expression « qu'elle en a assez. »

34

Confiance

Voici plusieurs mois que je vois régulièrement madame Myosotis en consultation. La première fois, c'était à sa demande. Je ne sais pas comment elle avait eu connaissance de l'existence de notre équipe.

Elle se sentait dépérir, elle perdait du poids de façon inexorable depuis des semaines, s'en inquiétait, en parlait aux médecins qui, disait-elle, en faisaient peu de cas, car ils en connaissaient la cause : son cancer et les chimiothérapies. Mais elle, elle ne supportait plus de voir ses forces musculaires fondre.

Dès la première consultation, j'avais été frappée par le contraste de sa frêle personne – femme de petite taille et de petit poids – et l'autorité avec laquelle elle affirmait avoir besoin d'une alimentation artificielle. Elle avait balayé mes propositions d'enrichir son alimentation orale par les procédés classiques : ajouter œuf, crème fraîche, fromage dans la soupe ou la purée… refusé les compléments nutritionnels enrichis « tout prêts », à acheter en pharmacie, « pas bons » disait-elle, « pas suffisants ».

Elle s'était redressée dans sa chaise, était venue prendre appui sur le bureau étroit nous séparant, pour plonger son regard dans le mien et affirmer : « Si on me m'alimente pas rapidement, je vais encore maigrir et mourir, alors que le cancérologue m'avait dit qu'il fallait que je rétablisse mon état général pour avoir à nouveau de la chimiothérapie. Il a dû l'interrompre, compte tenu de mon état. »

Alimenter pour lui donner des forces pour vivre, vivre plus longtemps, vivre avec plus d'énergie. Ou alimenter pour pouvoir recevoir un nouveau traitement qui en retour l'affaiblira : vie ou survie. Dans tous les cas, c'est encore de la vie. C'est surtout la sienne et c'est elle qui sait ce qu'elle veut vivre.

Oui, les chimiothérapies guérissent dans bon nombre de cas. Dans d'autres cas, elles permettent d'obtenir une rémission plus ou moins prolongée. Ou encore, elles ralentissent l'évolution de la pathologie cancéreuse, sans rémission pour autant et au prix d'effets secondaires plus ou moins nombreux et marqués. C'est dans ces situations que les choix deviennent délicats, tout en nuances, rapports d'individu à individu, cancérologue et patient, confiance partagée obligatoire, avec une « information claire », la plus complète et en même temps adaptée au patient, à ce qu'il peut entendre.

Dans l'immédiat il ne s'agissait pas encore de rediscuter de la reprise de la chimiothérapie, cela sera le rôle ultérieur de l'oncologue. Il s'agit de lui faire retrouver quelques forces, dans la mesure du possible, pour améliorer sa qualité de vie au quotidien, sans lui supprimer le plaisir de manger.

Elle n'eut pas besoin d'argumenter longtemps : l'évaluation de sa dénutrition confirmait la nécessité de mettre en place rapidement une alimentation artificielle directement dans ses veines.

Je m'interrogeais également sur la nécessité de l'hospitaliser, compte tenu de son état d'affaiblissement : ce n'était pas strictement indispensable, les troubles qu'elle présentait pouvaient se traiter à la maison. Il n'y avait plus de place dans le service adapté. Elle préférait rester chez elle et le service d'hospitalisation à domicile avait la possibilité d'intervenir le jour même. Il est des jours où tout concourt au bien du patient !

Quelques semaines plus tard, elle a repris quelques kilos, elle veut arrêter cette alimentation et attend de pied ferme la consultation pour une reprise de chimiothérapie. Je la sens prête à argumenter : pas question de supporter de nouveau cet état nauséeux ou une nouvelle perte de poids, si elle n'est pas assurée d'un résultat sur son cancer.

Il n'en sera rien. Dès la proposition de reprise de chimio esquissée par l'oncologue, elle se redresse dans son lit et je

l'entends dire d'un ton ferme sans aucune hésitation dans la voix :
« J'ai décidé de faire confiance. »

Elle ne précise pas si c'est en la vie, en la médecine, ou en son cancérologue qui lui fait cette proposition…

L'interruption de l'alimentation artificielle à ce moment-là n'est plus d'actualité, ni la discussion sur les avantages et inconvénients de la chimiothérapie.

Le soir vient. Le soir est là. Les dernières rougeurs du soleil couchant se reflètent dans la façade de verre de l'immeuble voisin. Pourtant, le ciel est encore clair, bleu ; la silhouette de l'érable s'y détache, débordant largement au-dessus du bâtiment tout en longueur. Je décris, observe pour ne pas ressentir cette langueur vespérale si souvent éprouvée par les patients en général et madame Myosotis en particulier.

Bouffée d'angoisse sur une anxiété latente.

En cette soirée d'une journée hors de l'hôpital, j'analyse : encore ce jour lumineux de soleil d'automne radieux, avec un matin de tous les possibles même celui de prendre son temps, de découvrir les emails d'amis et d'y répondre aussitôt, tranquillement. Matin pour profiter de l'ensoleillement, pour capter les UV nécessaires à ma santé psychique et physique. Matin pour découvrir une nouvelle séance de méditation, cette fois basée sur les sons, lu par l'acteur Bernard Giraudeau : entendre la voix posée, apaisée de cet homme aujourd'hui mort. Il connaissait sa condition de mortel à court terme lorsqu'il a enregistré ces textes et silences : écouter les silences vivants, habités de la présence d'un homme qui n'est plus, physiquement.

La méditation comme entrainement pour être dans l'ici et maintenant, pas dans les pensées et la planification du futur, pas dans le ressassement du passé, pas dans la rêverie ou l'enchainement mécanique des pensées. La méditation aux multiples facettes pour un seul objectif si simple, si difficile. C'est bien cet entrainement qui m'aide à être totalement présente auprès des patients, à accueillir ce qui vient, sans jugement, sans réponse toute faite, tout en étant à l'écoute de mes réactions, mes résonances intérieures, pour qu'elles n'interfèrent pas avec ce qui se passe pour ce patient.

Revenir à cette langueur : ce n'est pas de la tristesse. Constat que la lumière s'est enfuie. Constat que je n'ai pas profité de l'énergie ambiante, des photons de lumière portés par les poussières de l'air respiré pour écrire, pour me mettre en position d'écriture, ou si peu.

Madame Myosotis, toujours elle. J'ai un nouvel entretien avec la patiente, sa sœur, sa mère et son mari sur la qualité des nuits. Sa sœur raconte que madame Myosotis a toujours eu des problèmes de sommeil et que ceux qu'elles éprouvent actuellement sont probablement une réminiscence de ce qu'elle a vécu enfant.

— Que pensez-vous de ce que vient de dire votre sœur, madame Myosotis ? »

Elle n'a rien dit pendant que sa sœur expliquait ces épisodes anciens de leur vie commune, en présence de leur mère qui acquiesçait et complétait. Elle garde ses yeux grands ouverts, regardant intensément sa sœur et elle se tourne vers moi avec un grand sourire :

— Je suis tout à fait d'accord.

Cela nous fait tous rire.

Pourquoi ces rires ? Parce qu'il y a quelque chose de léger dans l'air de la chambre ce soir. Il est tard, je suis revenue « exprès » d'un autre hôpital pour les voir tous. Le dernier patient de la journée est à la fois celui qui peut faire les frais de ma fatigue accumulée et en même temps bénéficier de ma liberté d'esprit, à présent qu'aucune tâche urgente ne m'attend.

Nous avons aussi évoqué la possibilité d'un retour à la maison et devant l'attitude inquiète des membres de la famille face à cette perspective, j'ai expliqué, énuméré les détails pratiques, l'organisation possible, sans inciter ni bousculer, simplement qu'ils sachent ce qu'il est possible de mettre en œuvre. Nous avons convenu d'un prochain rendez-vous en fin de semaine.

En sortant, je propose à sa sœur un temps pour elle à l'extérieur de la chambre. Son attitude finit de sceller une collaboration simple et évidente. En effet, elle n'hésite pas à dire les choses clairement. À sa sœur qui parle peu, par tempérament et du fait de l'atteinte respiratoire qui engendre un essoufflement rapide, elle ose formuler des hypothèses sur son ressenti, ce qu'elle vit intérieurement et celle-ci les confirme. Belle complicité de sœurs, même en ces moments difficiles ! L'accompagnement par les soignants n'en est que plus aisé, car déjà, elles se font mutuellement cheminer.

Je la laisse regagner la chambre de sa sœur et pars le cœur réchauffé par ce constat une nouvelle fois vérifié : l'aide immense, facilitatrice des relations vraies, simples, sans tabous et aimantes.

35

Directives

Je retourne voir madame Jonquille avec l'idée des feuilles de marronnier. Était-ce une bonne ou une mauvaise idée ? Cette histoire d'apparente liberté ? Car dans tous les cas, la fin viendra, sans avoir à la provoquer. Mais c'est vouloir lui suggérer ma propre façon de voir la vie : ce n'est donc, à priori, pas une bonne idée.

Il me faut donc rentrer dans la chambre, sans aucune prétention, si ce n'est être à l'écoute de ce qu'elle est aujourd'hui.

Madame Jonquille est comme les jours précédents allongée sur son lit, les bras de chaque côté du corps, la tête posée sur l'oreiller, basculée en arrière, l'obligeant à la relever pour me parler.

Je me suis assise entre la fenêtre et son lit :

— Voulez-vous que je remonte un peu la tête du lit ?

— Pour quoi faire ?

— Pour que vous n'ayez pas à soulever la tête pour me voir et me parler.

— Ah oui, d'accord. (Elle n'avait pas remarqué cet inconfort qu'elle s'imposait.)

— Comment vous sentez vous aujourd'hui ?

— Toujours pareil. (Le ton est agacé et déçu.)

— C'est à dire ?

— Ben, je suis toujours là.

— Oui...

— On ne veut toujours pas me faire la piqûre pour que cela s'arrête...

— Pourquoi cela serait adapté, pour vous, de vous faire une piqûre, maintenant ? (mon ton de voix appuie sur le « pour vous » et « maintenant ».)

— Parce que j'ai dit au revoir à toute ma famille.

— Ils ne reviendront plus ?

— Non, je leur ai dit que ce n'était plus la peine !

— Vraiment ? Et à votre mari aussi ? (Je suis impressionnée par la tournure de ce travail de détachement qu'elle s'impose et impose à son entourage.)

— Oui.

— Cela ne doit pas être facile pour lui.

— Parce que vous croyez que c'est facile pour moi ? dit-elle avec hargne et désespoir.

— Non, certainement pas. Ce qui m'interroge, c'est cette préparation : vous avez dit au revoir à tout le monde, vous n'attendez plus personne… Quoique je n'en sais rien… Il y a d'autres membres de votre famille ou amis qui doivent venir ?

— Non, je n'ai personne en dehors de mon mari et ma fille.

— Donc, vous vous imposez de ne plus les voir et vous leur imposez de ne plus venir vous voir alors qu'eux aimeraient, j'en suis sûre, être auprès de vous. (Elle confirme de la tête avec l'émotion qui affleure dans ses yeux.) Et en même temps, vous êtes toute bien habillée, maquillée, les ongles faits… Toute belle…

— C'est que je ne veux pas me montrer… (et les yeux s'embuent de nouveau, elle cherche ses mots) pas présentable.

— Est-ce que c'est pour cela que vous avez dit à vos proches de ne plus venir ? De peur du jour où, peut-être, vous ne serez plus présentable ?

— Oui… dit-elle dans un souffle.

— Je comprends… Est-ce aussi pour cela que vous demandez que l'on vous fasse la piqûre maintenant pendant que vous êtes encore présentable ?

— … (Elle acquiesce de la tête à plusieurs reprises.)

— Et en même temps, madame Jonquille, je ne vous vois pas mourante. Certes, votre maladie est là, mais vous pouvez encore vivre un certain nombre de jours, de semaines…

— … (Elle le sent tout autant qu'elle le sait.)

— Et si je pouvais vous assurer que nous pouvons veiller à ce que vous soyez toujours présentable ! ?

— … (Elle a soulevé un sourcil intéressé et un œil interrogateur.)

— Oui, je vois deux choses possibles et complémentaires. D'une part de voir dès à présent avec les infirmières et les aides-soignantes de ce service de continuer à veiller à votre présentation, comme elles le font déjà, sous vos conseils, mais même si vous êtes trop fatiguée pour le demander, de continuer à vous maquiller, de vous habiller avec vos jolies chemises de nuit. Et puis de demander à votre mari et à votre fille de passer d'abord par la salle de soins avant d'aller à votre chambre. Ainsi, un soignant pourra venir vérifier votre présentation avant qu'ils ne rentrent.

— … (Ses yeux brillent d'intérêt pour cette organisation qui lui est inconnue.)

— Il y a une autre chose possible. C'est d'écrire ce que l'on appelle des « directives anticipées. » Est-ce que cela vous dit quelque chose ?

— Non.

— C'est la loi, la « loi Léonetti » qui prévoit que toute personne peut mettre par écrit ses directives pour que si, un jour, elle ne peut plus s'exprimer, on respecte ce qu'elle souhaite et qu'elle a mis par écrit. C'est effectivement pour les situations de fin de vie, ou si on se retrouve dans le coma, que l'on ne veuille pas, par exemple, d'acharnement thérapeutique.

— Oui, je ne veux pas d'acharnement thérapeutique.

— Est ce que vous pensez qu'actuellement on fait de l'acharnement thérapeutique avec vous ?

— (Elle hausse une épaule) Je ne sais pas…

— Madame Jonquille, vous n'avez quasiment plus aucun traitement : plus de chimiothérapie, plus de perfusions. Il y a juste les médicaments pour éviter les douleurs. Donc rien qui prolonge artificiellement votre vie.

— Si vous le dîtes… (En fait, elle le savait, mais voulait s'en assurer.)

— Je reviens à ces directives anticipées. Cela peut très bien être, pour ce qui vous concerne, d'écrire que l'on veille jusqu'au bout à ce que vous soyez présentable, habillée avec vos vêtements, maquillée. Écrire toutes les choses qui vous paraissent importantes à transmettre aux médecins, aux soignants, à vos proches pour respecter vos volontés… Est-ce que cela vous intéresse ?

— Oui.

— Ce que je vous propose, c'est d'arrêter là notre entretien qui a déjà été bien long et probablement fatigant pour vous. En sortant, je vais expliquer aux infirmières et aides-soignantes ce que l'on a convenu, sur ce qui est important pour vous. Et demain, je reviens avec une de nos infirmières de l'équipe mobile pour la rédaction de vos directives anticipées. Est-ce que cela vous va ?

— Oui ! A-t-elle murmuré avec une expression du visage qui a complètement changé par rapport au début de l'entretien : l'exaspération s'est envolée et une lueur de vie s'est de nouveau allumée dans ses yeux.

36

Formation

Trois jours plus tard, j'interviens dans une formation continue sur les Soins Palliatifs pour les soignants de l'hôpital. Nous abordons des questions d'éthique, d'acharnement thérapeutique et d'obstination déraisonnable, d'euthanasie, comme de la notion de « personne de confiance », cette personne que chaque patient peut désigner par écrit afin de l'accompagner en consultation médicale et qui pourra parler en son nom, s'il n'est plus capable de s'exprimer. J'explique le cadre précis et fort utile donné par la loi dite « Léonetti ».

Nous détaillons la difficulté à reconnaître, au-delà des concepts, pour un patient donné, un jour donné, si l'on est dans des soins, voire un acharnement encore légitime, ou si la situation a basculé dans une obstination déraisonnable. Nous évoquons l'intentionnalité : soulager un patient ce n'est pas lui « balancer » d'un seul coup, de grosses doses de morphine sous prétexte que « de toutes les façons, c'est foutu » et qu'il ne s'en sortira pas. Soulager : oui, mais avec des doses adaptées pour cet objectif, pas à des doses correspondant à l'intention non formulée, consciente ou inconsciente, de précipiter son décès.

Une infirmière témoigne : « Récemment, il y avait dans le service où je travaille, un patient qui hurlait de douleur, on l'entendait jusqu'au bout du couloir. Il avait un ventre énorme et dur. Le médecin qui s'occupait de lui a dit : *Tu lui fais de la morphine, de toutes les façons il va mourir. Il est trop vieux pour qu'on puisse lui faire quelque chose.* Je lui ai fait de la morphine, mais il continuait à crier et aussi à demander à mourir. On savait qu'il faisait une péritonite. Je ne pouvais pas rester comme cela et considérer qu'il n'y avait qu'à augmenter les doses de morphine ! Et il n'y a pas que la morphine pour traiter les douleurs... J'en ai parlé à un autre médecin du service : il a demandé à un chirurgien de le voir, ils ont eu une discussion à trois, avec l'anesthésiste. Soit on l'opérait, en prévenant le patient des risques importants de décès sur la table d'intervention, soit on appelait l'équipe de Soins Palliatifs pour mettre en place une prise en charge adaptée pour lui assurer une fin de vie digne.

Le chirurgien et l'anesthésiste étaient d'accord pour l'opérer, car c'était un patient, certes très âgé, mais encore en bonne forme, valide avant cette hospitalisation. Ils en ont parlé au patient qui ne voulait qu'une chose, ne plus subir cette souffrance atroce, qu'il préférait mourir sur la table d'opération que vivre ainsi.

Il a donc été opéré, mais ses reins se sont bloqués, c'est pourquoi il a été envoyé en réanimation, puis en cardiologie. Le chirurgien, qui l'avait fait opéré, m'a dit qu'il était désolé, qu'il avait fait ce qui lui paraissait juste de faire pour ce patient, mais que celui-ci allait mourir de son insuffisance rénale, qu'il fallait appeler l'Équipe Mobile de Soins Palliatifs. C'est pour cela que vous avez été appelés et depuis je n'ai pas eu de nouvelles, car j'étais de repos, je sais seulement qu'il est rentré chez lui. »

Je me réjouis de ce témoignage où j'ai reconnu monsieur Platane. Je m'en réjouis doublement. Il me donne une vision différente et des détails éclairants sur l'histoire médicale de monsieur Platane. Il montre l'obstination justifiée de cette infirmière, restant dans son rôle d'infirmière, autant responsable des soins qu'elle prodigue, que le médecin qui les a prescrit. Une infirmière qui ose dire qu'elle n'est pas d'accord et qui va chercher alliance avec un autre médecin pour obtenir une prise en charge plus adaptée à ce patient. Le refus de quelques infirmières d'exécuter des actes avec lesquels elles n'étaient pas d'accord et leur positionnement face à des médecins, a été un élément déterminant pour l'émergence des Soins Palliatifs, en ouvrant une autre façon d'appréhender la fin de vie, entre acharnement thérapeutique, abandon du patient et euthanasie. Manifestement ce positionnement est toujours nécessaire et est à encourager et je leur dis : « Oser vous redresser, oser parler, vous soignants, quel que soit votre grade et votre rôle pour faire entendre votre désaccord lorsque vous savez qu'il y a d'autres manières plus adéquates de prendre soin. »

Bien sûr, je raconte à cette infirmière et aux personnes présentes à cette formation comment ce sursis de vie – qui peut durer, car ce patient n'a pas de cancer, pas de maladie grave évolutive, il est juste très âgé – a permis à monsieur Platane de prendre conscience du trésor contenu dans sa trajectoire de vie. Et comment, loin de lui apporter des regrets face à cette prise de conscience tardive, cette découverte l'emplissait d'une joie profonde.

37

Présentable

La séance de recueil des directives anticipées de madame Jonquille mettra en évidence que sa préoccupation première était d'être « présentable » particulièrement une fois décédée : cette dernière vision que ses proches auront d'elle, sur son lit de mort et à la chambre mortuaire. En fait, chaque jour elle effectuait la mise en scène de ce dernier tableau au cas où elle décéderait cette journée-là. Sa demande de « piqûre définitive » était pour contrôler cette entrée en scène finale. Le respect de sa dignité passait pour elle dans cette dernière présentation. C'était sa façon à elle de respecter ses proches et ainsi, de leur éviter une vision insoutenable et cauchemardesque qu'elle avait sans doute éprouvée elle-même dans son jeune âge, lors du décès de sa propre mère.

Une fois ce point-clé repéré, nous avons pu lui expliquer que la mort pouvait venir en douceur (ce qui était fortement probable pour elle du fait de sa pathologie hépatique), précédée d'une éventuelle phase de coma, ou pendant son sommeil. Lui expliquer qu'une fois la mort confirmée, se succéderaient les temps de toilette mortuaire avec l'habillage, selon ses volontés. Il existait aussi la possibilité de faire réaliser des soins de conservation par un thanatopracteur des pompes funèbres (nous en parlons très rarement au patient, sauf circonstances exceptionnelles comme celles-ci). Ils permettent de préserver une présentation du corps satisfaisante pendant plusieurs jours, après le décès.

Les directives anticipées de madame Jonquille tenaient en peu de lignes (au-delà des mentions légales obligatoires de nom, prénom, date et lieu de naissance) : « Je ne veux pas d'acharnement thérapeutique. Je souhaite qu'après ma mort, je sois habillée avec ma chemise de nuit rose, maquillée et que l'on procède à des soins de conservation du corps. » Du coup, elle avait pu l'écrire elle-même en terminant par la date du jour et sa signature.

Plus jamais madame Jonquille n'a redemandé « la piqûre pour en finir », au grand soulagement de l'équipe soignante. Son mari et sa fille ont pu reprendre leurs visites avec ferveur, après avoir respecté douloureusement et sans le comprendre vraiment, le précédent refus de la patiente. Madame Jonquille a aussi bien voulu se lever un peu au fauteuil, sortir de ce lit qui n'était plus seulement un lit de mort à venir, mais un lit pour se reposer et dormir.

Un matin, elle n'est pas sortie de son sommeil de la nuit. Quelques heures plus tard, elle s'en est allée, elle aussi, comme une feuille d'automne, rouge et jaune, se détachant de l'arbre quand son heure était venue. Pas avant, ni après. Présentable jusqu'au-delà de son dernier souffle.

38

Échéance

J'apprends que madame Myosotis a hâte de rentrer chez elle, au plus tard le mercredi suivant. Je vais la voir, entre, la salue ainsi que les personnes présentes. J'entraîne rapidement en dehors de la chambre, sa sœur et son mari, après en avoir prévenu la patiente. Cela ne lui convient manifestement pas, mais je poursuis dans mon idée.

Dans une petite pièce encombrée de dossiers, mais assurant la confidentialité, je leur expose l'organisation et leur demande, avec les préalables d'usage, s'ils ont pensé à la possibilité du décès à la maison. Ils me confirment que c'est le souhait de la patiente, et le leur. Sa sœur me signale combien madame Myosotis a un besoin puissant de maîtrise, jusqu'au bout. C'est ce qui la tient, depuis quinze ans que son cancer évolue.

Nous revenons auprès de la patiente qui manifeste ouvertement qu'elle n'a pas compris pourquoi nous sommes allés à l'extérieur :

— Pour expliquer l'organisation du retour à domicile et ne pas vous fatiguer.

Cependant, compte tenu de l'attitude de la patiente et de sa famille depuis le début de la prise en charge, et de la teneur de notre échange, j'ajoute en m'approchant un peu plus d'elle et en modulant ma voix vers les tonalités plus graves :

— Et sujet nettement plus délicat dont j'avais besoin de m'entretenir avec eux : le décès à la maison…

— Parce que c'est l'échéance ? !

— Non, mais c'est dans le domaine du possible, on ne sait pas quand.

— Oui, en fait, comme tout le monde ici… la différence, c'est que moi je le sais.

— Effectivement.

En partant, j'aperçois sur la table de nuit une statue de jade d'un bouddha ou plutôt d'un sage chinois très joyeux et bedonnant.

39

Source

Me voici au soleil d'automne, sous les palmiers du département du Lot, écrivant et pensant à vous, à chacun d'entre vous dont j'ai croisé la trajectoire et qui n'êtes plus debout sur cette terre. Vous, patients, qui m'avez accompagnée autant que je vous ai accompagnés : ce mot qui signifie étymologiquement « partager le pain », et symboliquement « marcher au même pas ». Il y a bien une réciprocité, semblable à celle du toucher où l'on ne peut pas toucher quelqu'un sans être touché soi-même.

En ce lieu où l'eau glisse entre deux berges verdoyantes, je suis venue me poser, seule, me reposer de mes tâches quotidiennes, oh combien passionnantes, mais éreintantes. J'écoute le ruissèlement de l'eau venant de la source toute proche. Elle passe sous les bâtiments d'un ancien moulin, avant de se déverser dans la rivière. Je me laisse caresser par le soleil déclinant vers l'autre berge. Sa rondeur orangée se glisse derrière un arbre comme pour s'y nicher pour la nuit. Apparente proximité, apparente familiarité de ce soleil vu chaque jour, chaque heure ou presque, depuis des années. Fausse immuabilité de ce paysage toujours changeant, de cette eau qui court toujours du nord vers le sud et pourtant jamais la même.

Chaque patient est toujours différent de son voisin, ou de celui qui l'a précédé, et un même patient est différent d'un jour à l'autre, d'un instant à l'autre. Un désir, une phrase prononcés, l'instant d'après il nous dit presque le contraire. Il ne « raconte pas n'importe quoi », il ne perd pas la tête, c'est juste la loi du changement, tout le temps et à chaque instant, comme l'eau qui coule et le soleil qui décline.

Des pies jacassent au dessus de ma tête, volant des immenses peupliers vers la bambouseraie. Je ne les vois pas et n'ai pas besoin de les voir, je les ai reconnues à leurs cris rauques et disgracieux et mon esprit m'en a déjà projeté une image intérieure.

Plus tôt dans l'après-midi, c'était le cri de la buse, rapace en chasse : piège de cette pseudo reconnaissance qui met des étiquettes dès le premier indice et nous empêche de voir vraiment la réalité, à chaque instant différente. Il faut un élément incongru pour s'interroger plus avant et ouvrir vraiment les yeux et les oreilles, comme ce cri de chouette que j'entends ici régulièrement en plein jour.

40

Symbole

Monsieur Laurier a été transféré il y a plusieurs semaines dans le service de soins de suite. De convalescence, il n'y en aura point. Je vois, dès que je franchis la porte de sa nouvelle chambre, qu'il est rentré dans la phase ultime de sa vie.

Il dort, mais cette fois ses narines sont pincées, ses lèvres bien pâles, décolorées.

Comme un rituel, comme les fois précédentes, je m'approche, l'observe, compte sa fréquence respiratoire avant qu'il ne se réveille ou que je ne le réveille. Son souffle soulève à peine ses dernières côtes, juste un frémissement, un gonflement au creux de l'estomac. Son rythme respiratoire est encore régulier, d'une fréquence normale. Son visage toujours détendu, les joues plus creuses et le teint plus translucide.

Je pose ma main sur son avant-bras, légèrement, hésitant encore une fois à le réveiller. Cette fois, il ouvre aussitôt les yeux, émerge avec ces quelques secondes qui lui sont à chaque fois nécessaires pour s'ajuster au présent, au réel de sa situation et cela se voit dans ses yeux, dans tout son corps, cet atterrissage forcé franchement inintéressant pour lui. Alors, autant lui dire des choses agréables à entendre, que cependant je pense réellement : des mots auxquels je n'ai pas réfléchi à l'avance et que je laisse monter.

— Bonjour monsieur Laurier…

— …

— Vous avez entendu la noblesse qu'il y a dans votre nom ?

Il hoche la tête.

Je suis fort surprise de ne pas y avoir prêté attention plus tôt. La force du symbole de son nom a résonné de façon étonnante, en cette probable dernière rencontre. Je n'attends pas vraiment de réponses qu'il ne peut plus me donner, si ce n'est par des mimiques, des signes…

— Monsieur Laurier ! Il en faut de la force et du courage pour vivre avec cette maladie. C'est pourquoi votre fils a souhaité vous donner de ses nouvelles et vous faire savoir que vous alliez être grand-père.

— Oui, au mois d'octobre. (Une fois de plus, il me surprend par son à propos auquel je ne m'attends pas.)

— Oui, et aujourd'hui nous sommes le 30 septembre.

En fait, il n'a pas donné d'autres nouvelles que celles écrites dans la première lettre. Il ne m'a pas téléphoné non plus, ni aux infirmières. Il souhaitait se préserver et être pleinement présent auprès de son épouse pendant toute la période de sa grossesse. Monsieur Laurier l'a compris, lui qui n'a jamais plus demandé à le voir : il savait qu'un déplacement n'était pas compatible avec cette situation. Il aurait juste aimé recevoir d'autres lettres, mais son fils ne l'a pas su.

Il a appris la naissance de son petit-fils.

Un beau bébé à ce qu'il parait, avec un prénom tout neuf.

L'attente ayant porté son fruit, empli d'une profonde satisfaction manifestée toujours aussi sobrement, monsieur Laurier a glissé dans un sommeil, cette fois définitif.

La vie attend la mort et la mort attend, parfois, la vie.

41

Aimée ou aidée...

Madame Myosotis est partie, au petit matin, dans son sommeil. Conformément à son souhait, à sa demande.

Elle était seule dans sa chambre. Seule ? Elle qui demandait inlassablement, à ses proches d'être là, de jour comme de nuit. Voire à plusieurs la nuit. Y compris à l'hôpital. Leur reprochant leurs absences, y compris de cinq minutes, alors qu'elle était entre les mains des soignants pour sa toilette. Besoin de ce cocon d'amour.

Elle le savait et elle l'avait dit quelques jours auparavant :

— Je sais combien j'ai de la chance d'être aimée.

— D'être aidée, ai-je repris, …

— D'être aimée, a corrigé sa sœur.

— Oui, j'avais bien entendu, ai-je dit. Aimée et aidée.

(Quelle pudeur m'a empêchée de reprendre le mot prononcé, alors que la technique de l'écoute active m'est devenue, non pas seconde, mais première nature ? ! Il est bien rare d'assister à la formulation en direct de ces mots d'amour. Je n'y suis pas habituée et heureusement qu'il n'y a pas à s'habituer. Je n'ai pas vu venir ce petit miracle en direct ! Il a fallu que sa sœur me le répète et même là je l'ai banalisé en modifiant juste une lettre – aimé, aidé – en les faisant synonymes.)

C'est le silence. Silence plein de ces deux mots, de la présence de ces êtres chers, sa sœur, son mari et sa mère assis autour d'elle, allongée dans son lit. Silence et présence chargés d'amour bienveillant, chaleureux et presque joyeux. Il n'y avait pas de tristesse alors dans l'air, juste de la densité réveillée par les souvenirs anciens de sa santé fragile. Dès son plus jeune âge, l'aînée de quelques mois veillait sur la plus jeune, espiègle, nouant cette complicité entre elles. La souffrance de chacun était pourtant là, inévitable. Comment peut-il en être autrement lorsque l'on va perdre un être cher ?

Le projet était alors encore un retour à la maison : chacun voulait y croire, moi la première, malgré la lourdeur des thérapeutiques et la multiplicité des techniques à mettre en œuvre. Je savais que nous pouvions nous appuyer sur les équipes professionnelles de l'Hospitalisation à Domicile, sur les assistantes sociales pour mettre des aides complémentaires en place rapidement.

Oui, j'y croyais, car tout se présentait bien. J'avais, malgré tout, un doute : cela serait trop beau ? Pour elle ? Ou trop lourd pour sa famille ? Malgré tout ce qui était mis en œuvre ?

Madame Myosotis en a « décidé » autrement. Elle est décédée à l'hôpital, dans l'unique espace où elle a été seule, sa famille étant rentrée pour préparer sa venue à la maison, le jour même.

42

Voyages

Rentrer à la maison, c'est aussi le leitmotiv de madame Balisier et madame Narcisse.

Madame Balisier est venue avec son mari de l'Ile de La Réunion pour fêter Noël avec ses enfants. Elle a présenté des troubles digestifs les jours suivants : hospitalisation, découverte d'un cancer, décision de chimiothérapie. Son retour à La Réunion a été différé le temps d'être traitée en métropole.

Après quelques mois, son mari repart. Elle reste. Sa situation médicale s'aggrave. Nous apprenons que son mari est décédé brutalement d'un accident cardiovasculaire, à La Réunion ! Alors qu'elle est encore en métropole ! Son état alors ne cesse d'empirer. Elle ne veut qu'une seule chose : retourner sur sa terre natale pour y mourir, après être allée se recueillir sur la tombe de son mari.

Pas d'argent pour les billets d'avion.

Aucune assurance : ni l'assurance-maladie (le motif de retour chez soi n'est pas retenu) ni l'assurance-rapatriement (cela fait plus de 3 mois qu'elle est en métropole) ne veulent financer ce voyage. Le coût d'un rapatriement avec présence paramédicale est exorbitant. L'argent pour l'achat d'un billet simple et de celui de sa sœur est à trouver. Les énergies se mobilisent du côté des soignants qui trouvent en même temps la famille bien revendicatrice. La patiente nie son incapacité à rester assise plus de quelques minutes. Pourtant, le voyage en classe économique va durer plusieurs heures.

Un matin, les frères et sœurs viennent annoncer qu'elle partira le lendemain : ils ont trouvé de l'argent, acheté les billets d'avion, négocié le prix de l'ambulance – non remboursé bien sûr – pour l'emmener à Paris… Un fauteuil roulant (cadeau d'une maison de retraite) est prêté, tant pis s'il ne revient pas. L'autorisation médicale de sortie est donnée, accompagnée d'un épais courrier retraçant l'histoire de sa maladie, son état actuel.

L'ambulance sera là à cinq heures du matin. Tous les soignants du service pensent à elle très fort pour qu'elle arrive vivante à La Réunion et se refusent à imaginer le pire dans l'avion.

Le jour du départ de madame Balisier vers La Réunion, madame Narcisse part pour son domicile dans le département voisin. Situation *in extremis* dans le cadre d'un cancer à l'évolution fulgurante. L'unique souhait de la patiente : aller mourir à la maison, entourée par sa nombreuse famille dont beaucoup de soignants.

Sa crainte dans la nuit de ne pas tenir. La détente de son visage lorsqu'elle a reconnu les ambulanciers de son village venus la chercher. Les gestes infirmiers encore à faire. L'entretien avec ses filles sur les prescriptions anticipées : que faire si elle a mal, si elle a du mal à respirer, mais aussi si elle étouffe, risque probable dans son cas.

Expliquer l'insupportable, probable, mais pas certain. Décrire sans affoler. Vouloir rassurer alors que mes explications ouvrent le champ de ce qui peut survenir, y compris le pire, afin de leur expliquer ce qu'elles auront à faire. Certes, l'une des filles rencontrées est infirmière, à la retraite, et ce sont les autres sœurs soignantes qui agiront, mais celles-ci ne sont pas présentes à cet entretien.

Expliquer en quelques minutes, car le temps de la patiente est compté, les différents types d'injections à faire en fonction de ce qui va, peut-être, se présenter comme symptômes.

Exposer toutes les subtilités de façon condensée, alors même que je ne m'adresse pas à celles qui feront éventuellement les injections. Il y a un risque de déformation dans la transmission de ces notions que la majorité des soignants ne connaissent pas. Je le complète par un écrit précis.

Ces femmes m'écoutent avec attention, nullement effrayées, calmes, posées.

Je n'ai fait connaissance de la patiente que quelques minutes avant. Leur mère a à peine ouvert les yeux lorsque je me suis approchée d'elle et me suis présentée. Puis, alors que je laissai venir les mots pour poursuivre face à ce visage aux yeux clos, elle a dit dans un souffle : « Je garde les yeux fermés, mais je vous entends. »

Présence lucide, pleinement habitée dans ce corps d'où la vie a commencé à se retirer. Elle s'économise.

Elle a quitté l'hôpital en fin de matinée, avec près d'une heure de transport pour arriver chez elle.

Ces décisions médicales d'autorisation de départ ont été mûrement réfléchies avec les collègues du service. D'emblée, c'est un à priori pour le « oui ». Pour répondre à la demande du patient. Mais il ne s'agit pas que le patient (et son entourage) se retrouvent dans une situation de symptômes majeurs et donc de souffrance insupportable. C'est l'évaluation de ces risques là qui est fondamentale : comment les prévenir, les traiter s'ils surviennent avec des prescriptions anticipées personnalisées. (C'est-à-dire des prescriptions, faites à l'avance, dans l'hypothèse de symptômes qui peuvent survenir.) En revanche, le risque vital est connu et accepté, y compris par le patient et sa famille. Travail d'information délicat et indispensable.

Ces décisions reposent également sur une expérience qui dépasse les critères médicaux purement objectifs. Ces patients ayant clairement choisi et exprimé leur volonté de rentrer chez eux pour y mourir, « tiennent » le temps du trajet, même prolongé, et le temps de « l'atterrissage » chez eux.

Puis vient l'organisation concrète, minutieuse, dans les détails. Prévenir les soignants libéraux ou hospitaliers de l'arrivée, des objectifs, de l'état clinique réel, …

Beaucoup de services hospitaliers, classiques, ne se posaient pas ces questions et écartaient définitivement tout retour à cette extrémité. Simplement pas possible, même pas envisageable.

Le travail en coopération avec les Équipes Mobiles de Soins Palliatifs a fait évoluer les points de vue, a rendu possible ces retours, souvent, mais pas toujours. Est-ce possible pour l'entourage ? C'est eux qui vont être en première ligne. Qui pourra assurer les soins nécessaires, administrer les médicaments indispensables pour que le patient ne souffre pas ? De jour comme de nuit ?

De plus, le médecin du service a dit et redit que, jusqu'au moment du départ, la décision peut être remise en cause si de nouveaux éléments se présentent. Cela n'a pas été le cas cette fois-là, les deux patientes sont bien parties.

Oui, il faut du courage de la part du médecin référent du patient pour oser laisser partir les patients à cette extrémité-là. Même si cela a été discuté à plusieurs médecins et soignants auparavant, il est seul responsable de sa décision finale.

Nous en parlons avec lui en cette fin d'après-midi, ayant encore besoin les uns et les autres de nous convaincre du bien-fondé de ces accords donnés aux choix des patientes et de leurs familles, redétaillant les démarches faîtes pour que cela se passe au mieux. Nous sommes justement attendus pour notre séance bi-hebdomadaire de supervision d'équipe. Le superviseur doit déjà être là.

43

Supervision

Supervision ou Super Vision ? Qui a inventé ce mot pour désigner ces réunions où l'équipe soignante se retrouve en présence d'un « superviseur » pour parler de son quotidien au travail, de ce que chacun vit dans la fréquentation des malades, de la maladie, de la souffrance et de la mort ? Qui peut se targuer d'y voir clair dans les pensées, les émotions, les sentiments, les réactions physiques et psychiques suscitées par cette confrontation quotidienne et radicale à la vie ?

Deux heures, téléphones coupés pour souffler, déposer dans la confiance et la confidentialité partagées, les humeurs suscitées par le travail et parfois la vie personnelle lorsqu'elle vient interférer.

Ce soir-là, nous avons besoin de déposer les situations de madame Balisier, madame Narcisse et de madame Myosotis. En ce lieu, nous ne parlons plus des démarches techniques, médicales, ou juste ce qu'il faut pour que le superviseur, extérieur à l'hôpital, et les membres de l'équipe qui n'ont pas été impliqués dans ces situations, puissent comprendre la teneur et les enjeux de ces histoires. Il s'agit maintenant de parler de notre propre ressenti, notre vécu personnel dans ces confrontations. Ce ressenti auquel je suis à l'écoute pendant les interventions, mais alors, simplement pour m'en servir à bon escient pour le patient, ou pour veiller à ce qu'il n'interfère pas lorsqu'il s'agit d'émotions de colère, d'agacement ou d'autres émotions inappropriées dans cet accompagnement. C'est le moment de « vider notre sac » de toutes ces émotions encombrantes qu'il fait bon déposer. Poser aussi les interrogations rencontrées que nous n'avons pas eu le temps d'approfondir dans le quotidien de l'équipe, où nous sommes sans cesse happés par les nouvelles demandes et les tâches multiples.

Supervision de, et avec, les membres de l'Équipe Mobile de Soins Palliatifs. La dynamique de groupe fonctionne, les remarques fusent. L'humour et la convivialité sont là, dans le sérieux des échanges. Le chocolat circule (disparaît plutôt !), les petits et gros gâteaux aussi. Le superviseur veille : intervenant peu en début de séance, puis pointant, ajustant, éclairant en quelques phrases un comportement obscur, une situation bloquée, nous permettant de discerner un nouvelle piste.

Ce soir-là, j'évoque aussi le fait qu'après toutes ces années passées au sein de l'Équipe Mobile de Soins Palliatifs, je ressens l'accumulation des décès et des deuils. Et je suis interpellée par le fait de ne plus me souvenir de bon nombre d'entre eux. Quand une collègue me dit « C'est comme la situation de monsieur Untel… », il m'arrive souvent de ne plus me souvenir du nom, ni du visage, ni de la situation.

Est-ce que je me considère comme la dépositaire de la dernière étape de leur vie ? Ai-je un devoir de mémoire envers eux, qui impliquerait de se souvenir de tous en détail, ou ai-je peu à peu, une implication moindre auprès d'eux, ce qui expliquerait ce défaut de mémoire ? Ce soir, je ne sais plus. Du surmenage probablement, à mener de front vie professionnelle passionnante et vie personnelle intense depuis des années.

Les collègues avancent d'autres hypothèses : le nombre plus important de patients d'année en année, ceux vus seulement une ou deux fois avant un passage de relais. D'autres patients sont partis très vite vers d'autres cieux de ce monde ou d'un autre.

Et puis, il y a ceux pour lesquels j'ai le sentiment de ne pas avoir bouclé notre histoire commune : lorsque je n'ai pas été complètement satisfaite d'une rencontre, pour une parole mal ajustée… que je pense réajuster la fois suivante… mais il n'y a pas de fois suivante, car le patient est décédé entre temps. C'est pourquoi j'assimile parfois notre travail à une œuvre d'art où nous n'avons pas le droit à l'erreur, comme un sculpteur de marbre blanc qui ferait voler un éclat de trop.

Parfois l'œuvre reste et restera inachevée.

Pour tous, le travail a été réalisé en pluridisciplinarité et inter-disciplinarité : secrétaire, infirmières, psychologues, médecins, cadre de santé, cadre supérieur de santé et superviseur, pour ce qui est des membres de notre équipe. Complétée dans un certain nombre de situations par des bénévoles de l'accompagnement appartenant à une association reconnue.

J'ai peu parlé de ces acteurs au fil de ces pages, par pudeur probablement, par manque d'objectivité et de recul certainement, après toutes ces années de travail partagé et au coude à coude. Il s'agit d'ajuster ces interventions en binôme, chaque fois différentes, auprès des professionnels des unités de soins, tous au service des patients : les rencontrer, les écouter, les soigner dans leurs combats contre leurs maladies graves, potentiellement mortelles à plus ou moins brève échéance, les accompagner plus ou moins tôt dans ces luttes, les laisser repartir soulagés ou les border dans leurs derniers repos. Des centaines, et même plus d'un millier…

C'est peut-être cela mon malaise, que la vue d'ensemble se confonde avec ces images d'horreur de corps amoncelés comme savent nous les montrer les informations télévisées ? Notre approche est à l'opposé de ce tableau monstrueux de masse, de ce voyeurisme d'impuissance. Il consiste à s'occuper de chaque être en vie, « condamné » ou même « sans espoir de vie » comme je l'ai entendu dire pour des patients encore en vie ! C'est affiner un peu plus chaque jour, à chaque rencontre, ce travail tout en nuances et subtilités, une fois intégrés les grands principes éthiques et thérapeutiques. Ceci est difficilement mesurable selon les critères actuels d'évaluation des pratiques : une enquête de satisfaction auprès des usagers comme cela nous a déjà été suggéré ? Quels usagers ? Les morts ou les encore vivants ?… Si l'on oublie que la mort est une affaire quotidienne, mais pas banale, on verse vite dans l'absurde ou l'irrespect. Or, le respect et le culte rendus aux morts sont non seulement le fondement de toute société, mais signent l'entrée en humanité.

À défaut de me souvenir de chacun, chaque patient vient, pour le bénéfice des suivants, enrichir mon expérience de médecin, de soignante en Soins Palliatifs, de femme, de citoyenne et d'être humain.

En fait, j'ai remarqué qu'il me suffisait de relire mes écrits dans le dossier du patient pour que son visage, sa présence réapparaissent : pouvoir de l'écriture !

Cheminement de la pensée émergeant du temps et lieu de supervision, permettant de s'enrichir de chaque rencontre, au lieu de s'y consumer. Afin de repartir, disponible, pour le prochain face à face.

Un soir de supervision, j'annonce mon départ probable de l'équipe, une demande de mise en disponibilité. Depuis treize années que l'équipe a été créée, il y a eu des départs, essentiellement pour la retraite. Pour moi, il s'agit d'un départ pour une durée indéterminée. Prendre le large est devenu nécessaire, pour me permettre, entre autres, de porter un regard plus distancié sur ce travail si particulier.

Prendre le large, comme je l'ai fait en d'autres circonstances, il y a plus de vingt-cinq ans.

44

Prendre le Large

Élargissement de l'horizon. J'ai vingt-quatre ans et je n'aspire qu'à une seule chose : prendre le large. À sortir de cet enfermement dans cet hôpital local où j'enchaine garde sur garde, journées de travail après nuits chargées, sans « repos compensateur » (qui n'existait pas alors). Surtout sortir de cette ambiance où chirurgiens et anesthésistes se font la guerre. Je n'ai pas envie de rester au milieu, à gérer leurs incohérences, ou à compter les points.

J'ai fini mes études et mes obligations hospitalières, reste le gros travail d'élaboration et d'écriture de ma thèse pour bénéficier du titre de « Docteur en Médecine ». Pourtant, j'ai repris du service en chirurgie, pour parfaire ma formation en attendant le printemps, moment propice pour commencer les remplacements de médecine générale.

En ce début d'année nouvelle, je n'ai aucune envie de reprendre ce travail : je prends conscience de l'ambiance délétère dans laquelle je suis. Je prends surtout conscience que rien ne m'oblige à rester. Il ne tient qu'à moi de donner ma démission.

Je m'étais promis, tout au long de ces longues études, que lorsque j'aurais passé ma thèse, je partirai pour un grand voyage : la ou les destinations n'étaient pas arrêtées.

Pourquoi ne pas partir dès à présent ? La thèse attendra. J'ai suffisamment étudié tout au long de ces années pour m'octroyer une pause. J'ai tellement travaillé cette dernière année que je n'ai pas eu le temps de dépenser : j'ai donc quelques économies.

Qu'est-ce qui me retient ? À ce moment-là : plus personne. Bien au contraire, un agacement d'amour m'incite à aller dans ce sens, à agir, trancher, choisir.

Choisir le large, le départ, le mouvement, l'aventure, la joie et l'excitation du départ.

La grisaille hivernale s'est soudain transformée en veille pour les préparatifs.

Car aussitôt l'idée germée, ma démission est envoyée.

Partir où ?

Mon choix va être inspiré, entre autres, par mes expériences professionnelles.

Mon travail d'infirmière, la nuit pendant mes études, puis en tant que jeune interne, m'a confrontée à mon ignorance impuissante, mes interrogations, face aux patients en toute fin de vie. Je n'ai rien appris sur ce sujet pendant mes études pourtant toutes fraîches. La mort n'y était évoquée que comme un échec des traitements, « dans tel type de chirurgie, 10 % de décès ». Jamais comme une évolution, un phénomène naturel que toute personne, rencontrera bien un jour. Les médecins y seront confrontés d'abord en tant que témoins, avant d'être directement concernés par leur propre mort. De la mort, échec de traitement, à la mort synonyme d'échec, il y a un glissement facile, vite franchi. Nous avons donc appris que la mort est forcément un échec, et notre rôle serait donc de faire en sorte qu'elle ne survienne pas. Tout simplement ! Même chez les personnes âgées, très âgées !

Il y en a pourtant qui meurent ! Qui osent mourir ! Malgré les bons soins des grands docteurs…

Ma première confrontation eu lieu dans un ascenseur par une nuit de Noël !

Je suis l'infirmière et donc la responsable de cette unité de soins où travaillent ce soir-là des ASH, Agents de Service Hospitaliers, qui n'ont même pas la qualification d'aide-soignant. Pourtant, avec leur expérience de plus de trente années, ils en savent bien plus que moi sur les soins aux personnes âgées. Ce sont eux qui m'ont appris à poser une sonde urinaire, m'indiquant au fur et à mesure les gestes à effectuer !

Donc, en cette veillée de Noël, après avoir fait le tour des derniers soins et bordé chaque patient, nous allons chacun récupérer les victuailles que nous avons apportées pour réveillonner. Nous montons dans l'ascenseur : l'un montre son sac plein d'huitres, l'autre son foie gras ; le troisième dit alors : « Au fait, monsieur Cyprès était décédé à mon passage. » Stupeur !

Il va me falloir aller le voir, et la toilette mortuaire... et les démarches à faire ? ? ?

Les ASH m'expliqueront. Les huitres auront du mal à passer. Eux, n'en sont nullement perturbés. Leur désinvolture, alors, me dérange, m'interpelle sur leur respect du patient. Il est vrai qu'ils en ont vu dans leurs longues carrières ! À une époque où il n'y avait pas d'infirmière la nuit et où l'on ne dérangeait pas le médecin.

Et pour ma part, qu'aurais-je pu faire ? Pour éviter le décès ? J'avais vu ce patient lors du tour du soir. Aux transmissions, l'infirmière, avant de partir, m'avait fait part de sa très grande fatigue. Mais il n'était pas mourant. Du moins, je ne l'avais pas considéré comme tel lors de mon passage dans sa chambre. Je m'interroge également rétrospectivement sur ma simple présence auprès de lui, sans trouver de réponse. Car, une fois de plus, comment savoir qu'il s'agissait de ses dernières heures de vie ? Quelles connaissances avais-je sur tous ces points ? Aucune.

Ces interrogations se sont réveillées lorsque je me suis posé la question :

Partir, oui, mais partir où ?

J'ai entendu parler de cette femme qui, dit-on, a ouvert une maison pour s'occuper des mourants, pour permettre aux personnes vivant dans la rue, d'être entourées, soignées au moins pour leurs derniers jours. C'est à Calcutta et elle s'appelle Mère Theresa. Certes, il y a l'aspect religieux. Cependant, elle et les personnes qui l'entourent ont certainement dû développer un savoir-faire, manifestement inconnu en France. Quel est-il ? Comment peut-on faire ce métier ? Cela m'intrigue et me questionne.

Mais c'est à Calcutta, une ville sur laquelle on raconte, on lit, on entend tellement de choses négatives.

Il y a aussi une infirmière anesthésiste, un jour d'astreinte à l'hôpital, qui m'a montré des photos de l'Inde du Sud : elles m'ont tout de suite fascinée, aimanté le regard.

C'est décidé, je pars seule en Inde trois mois et je verrai sur place si j'ose aller jusqu'à Calcutta. Je trouve des billets d'avion pour partir quinze jours plus tard, le jour de mes vingt-cinq ans !

Finalement, une amie est tentée par l'aventure et part en même temps que moi pour un mois.

Deux mois plus tard, le voyage dans le sud de l'Inde s'achève. Me voici de nouveau seule. J'hésite, l'Inde est vaste. Aller tout au Nord, à Srinagar que l'on dit fort belle, avec ses habitations aménagées sur des barques ? Vers l'Himalaya et pourquoi pas le Népal ? Bénarès -Vârânasî pour le spectacle des foules au bord du Gange ? J'ai laissé en suspend, pendant ces deux mois, la question d'aller ou non à Calcutta. Encore indécise, je prends le train Madras – New-Delhi : quarante-huit heures de train en troisième classe, sur une couchette en bois dans un « ladies-compartment », avec des femmes indiennes et la foule des quais à chaque gare. Cela me donnera le temps de réfléchir.

À l'arrivée, ma décision est prise, je ne veux plus me promener, je souhaite avancer dans ma réflexion : vers quel type d'exercice professionnel ai-je envie de m'orienter à mon retour en France ? Je ne peux pas être venue jusque-là, attirée par Calcutta, sans y aller. Tant pis pour la peur. Je pars avec elle. Ainsi, à peine arrivée à New-Delhi, je prends un billet de train pour Calcutta : de nouveau presque deux jours de trajet pour me préparer à cette ville.

Je suis accueillie par la beauté décrépie des édifices blancs, par un banian, arbre-phénomène de trois cents mètres de circonférence, mais également par tous ces Indiens qui étalent leur semblant de natte pour dormir sur le trottoir, en famille, devant la maison de l'Armée du Salut où je réside.

Je me renseigne sur les transports en commun qui vont dans le quartier du « mouroir » de Mère Theresa, et un matin de bonne heure, lorsque la lumière solaire n'est pas encore masquée par la poussière et la fumée, l'air pas encore saturé de chaleur, j'y pars. Je n'ai pas prévenu, il n'y a pas encore de téléphone portable.

On m'a indiqué que c'est à côté du temple dédié à Kali, cette déesse-mère hindoue avide de sang.

Je ne sais pas ce que je crains ou redoute, mais je commence par aller au temple. À l'instant où je pénètre dans la cour, après avoir laissé mes chaussures à l'entrée, comme il se doit, un homme habillé tout de blanc abat son sabre sur le cou d'une chèvre noire : le sang rouge flamboyant gicle, la tête saute et s'immobilise au sol, le corps trésaille, hésite sur ses quatre jambes avant de s'effondrer. Toute une famille hindoue est là, observant la scène de près, les femmes et enfants habillés de couleurs chatoyantes, les hommes en vestes sans cols et calots noirs. Ce sont, manifestement, les commanditaires du sacrifice.

J'en ai assez vu.

Je sors et me dirige vers l'embrasure d'une bâtisse aux murs ocres, située juste derrière le temple. Je crois entrer sous un porche, avoir une porte où sonner ou frapper : rien ! Je suis déjà dans une vaste pièce en L, avec à ma droite une double rangée surélevée de paillasses à même le béton, où je distingue des visages de femmes. En face, une autre double rangée, à l'identique, avec des visages d'hommes. Le temps de m'habituer au clair-obscur, venant du vif soleil extérieur, de reprendre mes esprits face à cet environnement inattendu, je suis saisie par la quiétude qui règne en ce lieu : le calme, le silence, contrastent de façon saisissante avec la rumeur de la rue si proche. Et la propreté : rien ne traine par terre, des tissus colorés servent de draps. Cette propreté contraste aussi avec la vie du Calcutta de cette époque.

Les visages sont émaciés, alanguis. Dignes, très dignes. Ce ne sont pas des vieillards.

Quelques instants après mon entrée, je suis encore sur le seuil, tous les sens en éveil, lorsqu'un homme d'une trentaine d'années arrive par une ouverture latérale que je n'avais pas remarquée. Il est à peine surpris de me voir là. Il est vrai que je suis habillée d'un panjabi, ensemble tunique-pantalon des jeunes filles indiennes, une tresse descendant dans mon dos et que je peux passer pour l'une d'elles. Je me présente et propose mes services. Lui-même est américain et en poste ici pour deux mois. Non, à priori, il n'y a pas besoin d'un soignant supplémentaire, pas besoin de médecin.

Je ne veux pas et ne peux pas partir déjà : je suis fascinée par l'ambiance qui règne ici. Je veux comprendre. Je lui demande quel type de soins il fait. Il banalise : rien d'extraordinaire, les toilettes des patients, des pansements, la distribution des médicaments. Il me propose de regarder dans la pharmacie. Je le suis dans la pièce voisine : une armoire métallique a les deux portes grandes ouvertes. Je regarde : des boîtes d'antalgiques simples, quelques antibiotiques, des compresses et désinfectants… Que du très banal et très simple en effet, bien moins que dans les armoires à pharmacie de l'hôpital que je viens de quitter.

Certes, ces patients ont maintenant un toit et n'ont plus besoin de se préoccuper de trouver à manger, plus besoin de mendier ou de trimer dur pour s'alimenter. Ce n'est pas suffisant pour expliquer la tranquillité qui règne dans ce qui est une vaste salle commune de plus de quarante « lits ». Ce n'est pas un savoir-faire technique particulier qu'il y a ici à l'époque. (Il existe cependant ; il est indispensable comme je le découvrirai ultérieurement dans les écrits de Dame Cecily Saunders, ainsi que dans ceux d'Elisabeth Kübler-Ross, pionnières respectivement anglaise et américaine des Soins Palliatifs modernes.)

Non, c'est autre chose, c'est une qualité d'attention à l'autre. L'autre est, redevient ici, une personne digne : digne d'attention, digne de soins adaptés à ses besoins, jour après jour, aussi longtemps que la vie est là, avec ses « mieux » et ses « moins bien ». L'américain m'a expliqué que si la plupart mourraient ici, d'autres repartaient sur leurs pieds.

La considération de chacun, les soins aussi importants en fin de vie que les soins pour guérir. Le respect de l'autre, car tout être humain est digne, de par sa dignité inaliénable d'être humain, quel que soit son état. En fait, c'est ce regard-là, porté avec cette intention sur la valeur de chaque être, qui permet au patient de retrouver son propre sentiment de dignité. Plus besoin d'être utile. Plus besoin de justifier sa place. Simplement le droit d'être là aussi longtemps que nécessaire.

Je n'avais jamais ressenti une telle atmosphère auparavant, comme si chaque personne présente avait trouvé sa vraie profondeur, sa vraie nature.

Alors que tant d'années se sont écoulées depuis cette scène, je cherche les mots adéquats pour décrire et expliquer ce que j'ai vu et ressenti. C'est au cours de mes études de Soins Palliatifs (je ne connaissais pas alors encore ces mots) que j'apprendrai le versant du savoir-faire. Cependant, c'est cette visite qui m'a fait percevoir alors, le fondement de cette discipline, de cette philosophie de vie : le savoir-être de l'accompagnant, du soignant, du médecin. Cette qualité d'intention, d'écoute, d'être, qui permet au patient de se retrouver, et de se redresser intérieurement en se laissant accompagner, porter en confiance, parfois materner… jusqu'au dernier souffle.

Je découvrais là quelque chose de mystérieux. Quelque chose qui suscitera de riches interrogations, mais qui représentera aussi une ébauche de réponse à ma quête de sagesse.

Ne trouvant plus d'autres prétextes pour prolonger ma visite, j'ai franchi en sens inverse le seuil et son absence de porte, pour me retrouver éberluée dans la lumière crue de Calcutta. Ce n'est pas ici que l'on avait besoin de mes services, mais en France dans les services de personnes âgées. Je suis allée finaliser cette réflexion sur les ghâts de Bénarès-Vârânasî.

À mon retour d'Inde, je ressentis les premiers signes de mon kyste à l'ovaire : cette tout autre expérience viendra compléter celle-ci et contribuera à mes connaissances de la nature humaine. Approfondissement d'une même sagesse…

45

Nouvelles

Le lendemain des départs de madame Balisier et de madame Narcisse, chaque soignant tout en vaquant à son travail, a une part de son esprit qui voyage avec madame Balisier vers La Réunion et est en pensée avec madame Narcisse et ses filles. Cependant, nous n'attendons pas de leurs nouvelles dans l'immédiat.

Pourtant, dans l'après-midi, au milieu des nombreux appels téléphoniques, une des filles de madame Narcisse nous prévient : sa mère s'est éteinte, chez elle, en ce lendemain, sans symptômes majeurs, sans étouffer, après des heures paisibles dans l'ambulance puis chez elle.

Puis, c'est le centre hospitalier de Saint-Pierre de La Réunion : madame Balisier est bien arrivée chez eux.

Gros soupir de soulagement et de satisfaction d'avoir osé prendre ces risques, chacun à son niveau.

Plusieurs mois plus tard, nous apprenons que madame Balisier est toujours en vie, à La Réunion, chez elle.

46

Plaisir et douceur

J'ai ses mains de femme très âgée dans les miennes, j'essaie de réchauffer ces mains si violacées comme je n'en ai encore jamais vues. Son cœur est complètement défaillant. Il n'irrigue plus ses reins, ni son foie. La famille a été prévenue voici plusieurs jours du décès imminent. Et pourtant, elle est là, consciente et elle tente de me dire quelque chose :

— Je… veux… La suite se perd dans un magma incompréhensible.

Elle en a conscience. Elle reprend :

— Je… veux…

Je reprends après elle « je », « veux », pour lui signifier que j'ai compris, mais la suite est de nouveau inaudible.

Elle rassemble ses forces :

— Je… veux… faire plaisir… à tout le monde.

Je redis : « Vous voulez faire plaisir à tout le monde. » Elle acquiesce, heureuse de s'être fait comprendre et elle répète encore deux fois :

— Je… veux… faire plaisir… à tout le monde.

Je suis très surprise : voici cette femme qui devrait être morte au vu de l'état de ses organes, qui n'a plus aucun remède pour la maintenir en vie, car ceux-ci étaient inefficaces, qui est aux portes d'un autre monde et/ou au point final de sa vie et qui exprime une telle affirmation !

Je réalise toute l'ambiguïté d'un tel propos : veut-elle faire plaisir en restant en vie ? Est-elle de ce type de femme qui n'a vécu que dans cette optique de faire, ici et là, plaisir à tout le monde, en oubliant d'interroger ses propres aspirations ? La belle énergie qu'elle dégage pour se faire entendre m'en fait douter. Que veut-elle dire ? Je le lui demande :

— Et comment voulez-vous faire plaisir à tout le monde ?

Pas de réponse immédiate. Elle regarde ses mains comme si elle comptait sur ses doigts et dit :

— Je vais avoir quatre-vingt-seize ans.

N'étant pas sûre d'avoir bien entendu, je jette un coup d'œil sur sa date de naissance dans son dossier : c'est bien cela, elle va avoir quatre-vingt-seize ans, dans un mois et demi. C'est impossible à envisager vu son état. Elle n'atteindra pas cet âge-là.

Et elle répète encore deux ou trois fois :

— Je vais avoir quatre-vingt-seize ans.

Le dit-elle parce qu'elle n'a pas conscience de la précarité de son état, ni de sa mort très prochaine ?

Ou parce qu'elle ne veut pas le voir ?

Ou a-t-elle atteint, dans son très grand âge, une étape où le stade de « À chaque jour suffit sa peine » a été remplacé par « À chaque instant suffit son oui à la vie » ?

Un accueil à ce qui est, à chaque seconde, lui faisant envisager avec le même sourire sa prochaine extinction ou le pas de plus de sa quatre-vingt-dix-septième année. Et pourquoi pas la centième ?

Je garde encore quelques instants ses mains glacées dans les miennes pour tenter, plus symboliquement que concrètement, de compenser son cœur défaillant qui irrigue si peu ses doigts. Mon propre cœur fond de tendresse devant ce sourire si joyeux, si communicatif et si étonnant en pareille extrémité.

Je reviendrai la voir demain, autant pour moi que pour elle. En effet, elle n'a ni douleur physique ni souffrance morale. Il est très peu probable que celles-ci se révèlent brutalement. Revenir pour me réchauffer au contact de sa joie. Revenir aussi par curiosité, bienveillante.

47

Rêves

La mer, toujours la mer pour laisser s'échapper mon regard. Lever la tête. Embrasser l'horizon. Noyer mes yeux dans le bleu-des-mers-du-sud. Glisser légèrement le corps vers le bas pour aligner le filin du garde-corps de la terrasse sur la ligne d'horizon. Être surprise de la parfaite horizontalité de la ligne d'horizon ou du filin ?

Enfin, j'ai répondu à un puissant désir d'ailleurs. Un ailleurs ensoleillé, chaud et chaleureux, vibrant du bruissement des palmes des palmiers, des cocotiers et des chants nouveaux d'oiseaux inconnus.

Un ailleurs où je prends le temps de vivre, de sourire, de ne rien faire, si ce n'est de contempler ce qui est là devant mes yeux : le vol planant de l'aigle pêcheur, la diversité des couleurs de l'eau variant selon la marée et l'humeur du ciel, chargé de nuages dont l'ombre se projette sur les flots.

Respirer à pleins poumons. L'air est encore frais après la pluie de la veille. Un léger parfum de fleurs, de feuillages et d'herbe coupée, évoquant presque la Normandie un soir de saison des foins.

Les oiseaux blancs, sternes et mouettes, posés en cercle sur la zone brune de la baie, attendent que la mer se découvre un peu plus, pour dénicher grisettes, coques et palourdes.

Ce n'était plus possible de vivre, jour après jour, dans ce petit bureau à écouter les patients parler de leurs voyages, de leurs découvertes, de la réalisation de leurs rêves.

« Le bonheur c'est de pouvoir réaliser ses rêves » m'a dit monsieur Papyrus de retour de son voyage avec une de ses filles, pour ses dix-huit ans. Voyage qu'ils s'étaient promis mutuellement lorsqu'elle avait huit ans. Il est atteint d'un cancer qui progresse lentement, freiné par une chimiothérapie palliative. Dans l'été, les marqueurs biologiques ont montré une recrudescence de sa maladie ; la chimiothérapie a dû être changée. Une crise de douleurs violentes dans le mois précédent le départ. L'angoisse extrême de ne pas pouvoir partir… « L'état de grâce pendant le séjour. Voyager en Égypte, c'est une longue méditation sur la mort. »

Monsieur Roseau, suivi depuis plusieurs années, continue à vivre chez lui, avec le soutien rapproché de sa fille unique. Il l'a élevé seul après le décès de sa femme. Monsieur Roseau va de moins en moins bien. Il est en perte d'autonomie progressive. Cependant, sa fille continue à l'emmener aux matchs de football de son équipe préférée, dont il est un ardent supporter, depuis des décennies. Je frémis lorsque sa fille m'explique qu'ils vont aller au Grand Stade samedi soir. Nous sommes au mois de novembre et le froid hivernal est déjà là.

Très fine et très juste dans ses choix et ses initiatives vis-à-vis de son père, elle perçoit mon interrogation intérieure – le laisser-aller dans le froid et le vent glacé, dans son état ? – elle ajoute :

— Mais ne vous inquiétez pas, Docteur, je le couvre bien. Je l'emmène en fauteuil roulant avec des couvertures, un gros bonnet de laine, un thermos de café… Et puis, ajoute-t-elle d'un ton gourmand sous l'œil extrêmement joyeux et aimant de son père, le week-end prochain je l'emmène au départ du Vendée Globe !

— C'est pas vrai ! Dis-je, admirative, enthousiaste et baissant toutes gardes quant aux précautions à prendre pour ce grand malade.

— Si, si, j'ai tout prévu. On a pu avoir des places sur un bateau pour pouvoir suivre le départ de la course au plus près. Et puis, on y va dès la veille, pour voir les différents voiliers à quai.

— Et pour son alimentation par sa sonde…

— On emmène tout le matériel et la pompe. Et puis vous savez que papa se débrouille tout seul pour la pose de la poche, le rinçage… Je serai avec lui et mon ami.

— C'est super, vraiment ! Que vous ayez pu et osé organiser cela. Il n'y a pas de raison… cela va bien se passer.

— Oui, j'en suis sûre aussi.

Depuis le début de l'entretien, je ne quitte pas des yeux monsieur Roseau, qui depuis plusieurs semaines, a du mal à s'exprimer, à prononcer des phrases. Mais tout son visage rayonne en écoutant sa fille détailler ces projets. Il acquiesce régulièrement de la tête.

Et moi qui rêve depuis des années d'aller voir ce départ du Vendée-globe ! Tandis que je les écoute et observe, mon esprit analyse toutes les données médicales de sa prise en charge pour dénicher l'élément contre-indiquant ce déplacement, qui lui ferait prendre trop de risques. Risque de quoi ? Le risque le plus important est toujours celui de mourir. Or, il sait qu'il va mourir à court ou moyen terme. Sa fille aussi le sait. C'est pourquoi elle se dépêche de lui faire réaliser ce qui lui tient à cœur depuis longtemps, ce qui le fait vibrer et rire. Ce qui le fait vivre vraiment. Ce pour quoi la vie vaut la peine d'être vécue. Elle lui doit bien cela, de prendre des risques.

Je continue mon analyse : risque-t-il de faire un symptôme aigu qui ferait rapidement tourner la sortie en cauchemar ? Tant pour lui que l'entourage ?

La douleur ? Voici des mois qu'il a appris à bien gérer son traitement. Il sait ce qu'il doit prendre, si celle-ci se présente.

Un étouffement comme cela s'est déjà produit ? Il est maintenant trachéotomisé. Il est donc à l'abri de cela.

Une hémorragie ? On ne peut pas totalement l'exclure. Mais il n'y a pas de signe avant-coureur.

Alors, je décide de faire confiance à ce tandem père-fille qui a toujours su être avisé et inventif, autonome, tout en sachant appeler lorsqu'il y en avait besoin. J'en meurs d'envie d'y aller à ce grand départ ! Voir ces voiliers si grands, si beaux, car conçus pour s'adapter aux éléments naturels, ces condensés de technologie. Apercevoir ces marins, femmes et hommes, qui osent. Qui osent partir seuls pour un milieu on ne peut plus hostile. Tenir des jours, des semaines et des mois. Pour qui ? Pour quoi ? Vivre des heures éprouvantes, voire d'épouvante, pour des instants de grâce ?

Je reprends :

— Bien. Juste une précaution. Vous avez toujours chez vous le courrier que je vous avais fait, si un jour le SAMU devait intervenir ? Celui qui détaille la maladie et les traitements actuels ?

— Oui, oui.

— Emmenez-le. Comme cela, si vous aviez besoin d'appeler un médecin, vous n'aurez pas besoin de tout réexpliquer.

— D'accord.

— Mais je suis sûr que cela va bien se passer. Vous viendrez me raconter !

Nous nous saluons avec des grands sourires dans cette heureuse perspective. C'est rare et précieux.

Une fois qu'ils ont quitté la pièce, je m'interroge : quand est-ce que je me déciderai à réaliser ce qui me tient à cœur ? Ce qui me fait vibrer ? On remet à plus tard. Un jour peut-être quand on aura du temps. Le temps passe, les années passent.

C'est parce qu'ils savent que leur temps est compté, que certains passent à l'acte, n'attendent plus. Avec parfois la complicité de leur entourage, ils entreprennent enfin. Ce n'est pas forcément des exploits (quoique cela le devienne dans leurs états) mais c'est continuer à avoir des projets, les mettre en œuvre et les réaliser. Pour le plaisir de la découverte, des sensations, de la curiosité. Plaisir de vivre cette aventure ensemble, avec ceux que l'on aime, avec qui on a partagé son existence ou un bout de chemin. Avec qui surtout, on a partagé ces temps de souffrance depuis l'annonce de la maladie grave. Alors oui, il est encore temps de sortir de chez soi, de prendre des risques, pour des moments intenses de vrai bonheur. Peu de patients se l'autorisent, et ils ne sont pas si nombreux, les proches qui abondent dans leur sens.

Et moi, et nous, bien-portants qu'attendons-nous pour programmer la réalisation de nos rêves ?

C'est forte de cette réflexion, que je suis allée voir, dans le sud de la France, la chapelle dessinée par Matisse.

C'est monsieur Papyrus qui m'en avait parlé au détour d'une consultation. Il craignait ne pas pouvoir s'y rendre, compte tenu d'une recrudescence de ses symptômes. C'était la première fois qu'un patient me parlait d'un projet qui venait résonner avec un de mes désirs enfouis, l'extirpant de dessous des couches multiples d'empêchements divers et insignifiants.

Monsieur Papyrus y était allé trois semaines plus tard.

Il m'a fallu plusieurs années avant de découvrir ce lieu si simple et si inspirant.

Et encore quelques années pour être assise avec une vue imprenable sur l'Océan pour écrire.

Face à la mer toujours changeante, immuable.

48

Dernier jour

C'est mon dernier jour de travail. Je me dirige vers les portes coulissantes du hall de l'hôpital, les bras chargés d'une caisse de livres et de revues médicaux. À lire un jour, peut-être. Je tourne machinalement la tête vers un petit groupe de personnes se dirigeant vers le distributeur de billets. J'ai été probablement interpellée par le contraste du fauteuil roulant et des éclats de rire autour, je regarde mieux :

Dans le fauteuil siège une jeune femme au ventre rebondi, aux joues fraiches de la jeunesse prometteuse. La coupe de cheveux a changé, la couleur aussi. Je la reconnais cependant à des années d'intervalles. C'est Mademoiselle Iris. Son sourire, déjà présent lorsqu'elle accompagnait son père, est aujourd'hui franchement épanoui par sa grossesse, et l'apparente cocasserie de la situation présente, dont la cause m'est inconnue.

Un instant, j'envisage d'aller la saluer, la féliciter sur son état. Je m'abstiens. À la fois l'heure tardive, mes bras trop encombrés pour serrer des mains. Pas envie non plus d'assombrir son humeur en lui rappelant par ma présence les souvenirs chargés des derniers mois de vie de son père. Après son décès, je lui avais envoyé, comme de coutume, un mot de condoléances pour l'informer de la possibilité de nous rencontrer, en suivi de deuil. Elle n'était pas venue. Je n'en avais pas été surprise, confiante dans ses capacités à faire face, à trouver autour d'elle les ressources dont elle pouvait avoir besoin. Surtout, la qualité de la relation et de l'accompagnement qu'elle avait assuré auprès de son père, jusqu'au bout, était les meilleurs atouts pour un travail de deuil nécessaire et en douceur.

Je me réjouis de la voir enceinte. Beauté et puissance de la promesse de vie.

Jeune interne, j'ai travaillé dans un service de gynécologie-obstétrique. Je ne remercierai jamais assez les sages-femmes qui m'ont enseigné et laissé pratiquer des accouchements, alors même que je n'allais pas exercer ce métier. J'ai toujours senti, sans vraiment pouvoir l'expliquer, combien l'accompagnement de ces mères et la mise au monde de ces enfants m'aidaient dans ma pratique quotidienne.

Proximité du premier et du dernier souffle.

Re-naissance.

Un homme debout

TGV vers le Nord de La France. Mon regard fixe le paysage qui défile à vive allure.

Un homme est debout sur une butte. Sa silhouette se détache à contre-jour, son chien gambade et tous deux viennent animer cette longue butée de terre verte.

Silhouette d'homme âgé, planté sur ses pieds, appuyé sur sa canne, regardant le train passer. Fils et poteaux électriques qui se mêlent aux rails dans le reflet de la vitre du TGV. Monde fugace, magnifié par la musique dans les écouteurs. Gorgée de café.

Ciel bleu à l'infini. Hangars blancs. Bleu des protections des jeunes arbres plantés le long des remblais bruns des routes grises survolant les rails. Bleu du TGV croisé un instant, longue ligne horizontale.

Voix des enfants jouant dans le carré derrière. Regard noisette pétillant de cette petite fille intriguée par ma page d'écriture.

L'éternité est la verticale qui croise à chaque instant l'horizontale de ma trajectoire de vie.

Les chênes perdent leurs dernières feuilles.

L'enfant et son frère de même taille chantent en dansant « La fanfare des cerises. »

Le vert tendre du blé d'hiver émerge délicatement de la terre dont les reflets diffèrent d'une parcelle à l'autre.

Marne-La-Vallée : les enfants s'habillent pour descendre. La petite fille me dévisage avec beaucoup de sérieux.

Longue mélodie de clarinette. Un avion décolle de Roissy.

Je pourrais rouler jusqu'au bout de la terre, en observant et décrivant le monde inondé de soleil.

C'est au tour d'un tout petit garçon de venir me regarder.

Univers de béton dans la gare de Roissy égayée par les raies de soleil et d'ombre.

La voie ferrée m'emmène plus loin.

L'homme debout ne doit plus être au bout de la longue butée. Il y était juste à l'instant où j'ai pu le voir animer et compléter le paysage, parfait avec lui, incomplet sans lui.

Que savons-nous du sens que notre vie donne à celle des autres ?

Remerciements

Merci à mon éditeur, Luc Deborde, pour son soutien indéfectible, son enthousiasme qui a su me redonner l'énergie pour mener à bien ce livre.

Merci à Mademoiselle Gautreau, professeure de français, d'avoir eu l'audace de nous proposer « sujet libre » pour le dernier devoir de français de classe de première et m'avoir ainsi permis de découvrir le bonheur de l'écriture.

Merci aux Professeurs B. et T. pour leurs compétences et la justesse de leurs décisions.

Un profond merci à tous ces patients et leurs proches qui m'ont inspiré ces réflexions : puissent-elles aider ceux qui vivent ou pourront vivre des situations similaires, mais toujours différentes.

Merci à chacune des personnes ayant travaillé à l'Équipe Mobile de Soins Palliatifs depuis quatorze ans : pour tout le savoir-faire et surtout le savoir-être que les unes et les autres ont su m'enseigner au fil de ces années de travail en commun. Pour la pertinence, la patience, l'écoute à mon égard et de tout ceux qui passent devant la porte des bureaux. Merci à Michèle B., Séverine D., Fabienne C. et Guillemette T., pour les remarques avisées et propositions judicieuses de corrections de ce manuscrit. Merci à Aline G., Anne G., Annick H., Annie C., Béata B., Corinne B., Delphine S., Florence D., Hervé M., Jacqueline S., Jocelyne P., Liliane B., Marie-Françoise C., Martine P., Maurice B., Michel M., Monique C., Monique O., Nadine N., Odette B., Patricia R., Patrick A. Pour toutes ces riches heures d'échanges de médecine, de philosophie et d'éthique, de dégustation de chocolat et autres douceurs, de bonne humeur et d'agacements, de fous-rires et de colères, d'enthousiasmes et d'incertitudes, de désarrois et de certitudes, de sympathie et d'amitiés, en un mot de vie.

Merci à mes nombreux collègues médecins hospitaliers ou libéraux qui nous ont adressé ces patients dans une collaboration fructueuse et parfois délicate. Merci à tous les soignants paramédicaux avec qui j'ai travaillé dans un compagnonnage centré sur le bien-être du patient.

Merci aux membres de la direction du Centre Hospitalier qui ont toujours soutenu cette activité palliative, conscients de son côté innovant pour réintroduire plus d'humanité dans un monde hospitalier toujours plus technique et technocrate.

Merci aux pionniers en Soins Palliatifs et à quelques personnalités politiques qui ont ouvert la voie de cette discipline novatrice et qui, par leur persévérance et leurs talents, ont permis son développement concret sur le terrain.

Merci à ces sages et leurs élèves dont j'ai croisé les enseignements et le regard pénétrants et inspirants.

Merci à Annie C., pour ses encouragements et ses mots qui ont su dissiper mes doutes quant à la publication du vécu de ces patients et leur famille.

Merci à mon comité de « lecteurs-critiques-amis » qui m'ont accompagnée, soutenue ou conseillée tout au long de ces derniers mois, et même, années d'écriture : Anne P., Agnès E., Anne-Marie F., Blandine C., Delphine R., Rosine L., Yvonne G., ainsi que Bruno S., Gilles F., Lily J., Michel V., Philippe V., Véronique L.

Merci à Gabrielle D. et Frédéric R., pour vos regards sororaux et fraternels sur cet écrit, la complicité partagée pour permettre à chacun de réaliser son œuvre créatrice, en tentant d'évacuer le poids transgénérationnel, ainsi qu'à David R., Isabelle P., Pascal R. et Sylvie R.

Merci à Dominique G. pour l'apprentissage de la marche en montagne, à François et Ysé G. pour l'utilisation des livres pour soigner.

Merci à mes parents pour l'éveil à un regard curieux sur le monde et pour leur tendresse.

Merci à mes grands-parents pour leurs leçons de vie jusqu'à son terme.

Merci à mes beaux-parents pour leur affection et les partages d'expériences.

Merci à Jean-Noël, dont l'amour me porte depuis tant d'années.

Merci à Emmeline, Tiphaine, Simon, Lauriane dont la présence au quotidien a été le meilleur des antidotes à la tristesse rapportée du travail et dont les existences illuminent mes jours. Merci pour votre regard neuf et vos réflexions pertinentes sur cet écrit.

Merci à François S., dont les qualités et la stabilité ne peuvent engendrer que du bon et beau.

Merci à Célian qui sourit et rit, me témoignant que l'existence peut être simple et joyeuse.

Pour aller plus loin

L'ensemble de ces écrits n'engage que leur auteur. Ils s'appuient cependant sur un ensemble de « bonnes pratiques », de « recommandations » de sociétés savantes et de textes juridiques.

Aussi pour aller plus loin :

- Sur les Soins Palliatifs ;

- Sur la Loi n°2005-370 du 22 /04/ 2005 dite « Léonetti », « relative aux droits des malades et à la fin de vie » et autres textes officiels régissant les Soins Palliatifs en France pour (entre autres) les notions de « personne de confiance », « directive anticipée » et « procédure collégiale » ;

- Sur le rapport Sicard « commission de réflexion sur la fin de vie en France », du 18 décembre 2012 ;

- Pour connaître les coordonnées des structures de Soins Palliatifs proches de chez vous ;

- Pour connaître les associations de bénévoles de l'accompagnement agréées au niveau national et intervenant dans votre département ;

Consulter :

- **Société Française d'Accompagnement et de Soins Palliatifs** : http://www.sfap.org

- **Recommandations de la Haute Autorité de Santé :** Has-sante.fr

- **Textes de loi** : www.legifrance.gouv.fr/

- **Rapport Sicard** : www.social-sante.gouv.fr/actualite-presse,42/communiques,2322/Fin-de-Vie-remise-du-rapport,15474.html